genetic
rounds

A Doctor's
Encounters in the Field that
Revolutionized Medicine

ジェネティック
ラウンズ

臨床遺伝医が出会った16のストーリー

ロバート・マリオン 著
Robert Marion, MD
アルバート・アインシュタイン医科大学 小児科学・産婦人科学 教授

沼部 博直 監修
お茶の水女子大学 基幹研究院自然科学系 教授

中川 奈保子 訳
鳥取大学医学部附属病院 次世代高度医療推進センター 特命助教

メディカル・サイエンス・インターナショナル

Authorized translation of the original English edition,
"Genetic Rounds : A Doctor's Encounters in the Field that Revolutionized Medicine", First Edition
by Robert Marion

Japanese translation published by arrangement with Robert Marion, M.D. c/o Diana Finch Literary Agency through The English Agency (Japan) Ltd.

Printed and Bound in Japan

ベスに捧ぐ

目次

まえがき

十年近く前、娘のドーリーが高校四年生（最終学年）の時、私たち二人は地元の教会で、ライ・ユース協議会の年次授賞朝食会に出席した。そこで娘は協議会から地域奉仕活動賞を受賞することになっていた。私はテーブルに着席すると、知った顔がいないか会場を見回した。そして、すぐ近くのテーブルにいた家族に目をやった。そこには年配の夫婦と、ちょうどドーリーと同じ年頃のハンサムな息子が座っていた。この若者に会ったことはなかったが、両親には確かに見覚えがあった。しかし、どこで会ったのか思い出せない。

彼らを見つめながら思いを巡らしていたが、数分かかってようやく記憶の糸がつながった。その途端、私の心は二十年以上も前にタイムスリップした。それは彼らの息子が生まれる前の、すでにこの夫婦にとっても私にとっても別の人生とも言える時のことである。

一九八〇年の秋、私はニューヨーク市ブロンクス区にあるジョナス・ブロンクス病院で小児科の二年目の研修医だった。八月は研修を自由に選択できる月の一つだったので、新生児集中治療室で消化性潰瘍を悪化させたり、ストレスの多い小児救急救命室で奴隷のように長時間働いたりすることもなく、ジョナス・ブロンクス病院に隣接するケネディーセンターで遺伝カウンセリングの研修を大いに楽しんでいた。

いつから臨床遺伝専門医になりたいと意識するようになったのか、自分でもはっきり分からない。大学では遺伝学入門の講義を受け、とても気に入っていた。でもそれは科目の内容というより、ティモシー・ライエラ博士という素晴らしい教授の講義だったことが大きいと思う（長年にわたって何百人ものメディカルスクールへの進学希望者の面接をおこない、大学で一番好きだった講義とその理由をたずねているが、学生がその講義を他より楽しんだ最大の理由は、結局は教授の教え方のうまさであるとの結論に達した）。大学四年生の時、ライエラ博士のもとで一学期間自由研究をおこない、ハンチントン病の謎を探った。ハンチントン病は神経変性疾患で、常染《じょうせん》色体《しょくたい》優性遺伝形式で遺伝する（つまり、病気は患者である親から患者となる子へと伝わる）。この研究は楽しかったが、大学時代に生物学の別領域で取り組み、私の心をとらえた生態学や無脊《むせき》椎《つい》動物学の自由研究ほど気に入っていたとは言えなかった。

おそらく大学で遺伝学に安らぎを覚えたためだと思うが、メディカルスクール（アルバート・アインシュタイン医科大学）に入学してすぐに、私は遺伝カウンセリングを担当するスタッフを探した。そして、メディカルスクールの一年目は、必須である地域医療プロジェクトを遺伝カウンセリングのスタッフと共におこない夢中になった。間もなく、私は自由時間のすべてを臨床遺伝学に捧げ、それに関わることを可能な限り吸収しようと努めた。こうして小児科研修医になる頃には、研修選択月に私に用事がある人はスケジュールを確認するまでもなく、どこを探せば私が見つかるかよく分かっていた。

一九八〇年、遺伝カウンセリングでは木曜日は忙しい日だった。木曜日の朝は羊水《ようすい》検査がおこなわれており、通常二十例以上を、それぞれ十五分から二十分で実施していた。午前八時までに待合室は妊婦で溢れ、そのほとんどが高年齢のため（未だにその詳細な機序《きじょ》は判明していないが、胎児のある特定の染色体異常のリスクは年齢を経ると上昇する）検査を受けるように紹介されてきていた。そして、そのパートナーたちも落ち着かない様子で順番を待っていた。部屋の中の緊張はいつも、目に見えるほど明らかだった。中には羊水を採取する穿刺針《せんしばり》の恐ろしさで頭がいっぱいだった女性たちもいたが、誰も十五センチの穿刺針が自分たちの子宮の暗く奥まった聖所に突き刺さる痛みがどれほどなのか、まったく想像することもできていない。だが、ほとんどの女性とそのパートナーは、検査の結果の意義の方に気持ちが集中している。胎児がお腹の中で動いているのを感じ、超音波のモニターですでに姿を目にしているというのに、その住まう聖所に針を入れて調べた結果、胎児がダウン症候群や二分脊椎《にぶんせきつい》や、その他の深刻な病気であると分かったらどうなるのだろうか、と。このような結果に直面したら、彼らはどうするのだろう？週数がかなり進み、すでに生命の息吹きを感じている段階で、妊娠中絶を選択するのか。それとも五カ月後には生涯にわたって重大な障害を抱える子どもの親になると分かった上で、妊娠を継続するのか。この選択は多くのカップルが考えることさえしたくないものであり、ましてや時期を逃さずに決断をしなければならないとなれば、なおさらである。

その日、八月初旬の木曜日の朝、私が待合室に入ると座っている不安そうな人たちの中に意外にもシェルダン・コーエン医師を見つけ、嬉しく思った。コーエン医師のことは、メディカルスクールの最初の学期から知っていた。アインシュタイン医科大学の教員で、一年生の呼吸生理学の講義の一部を担当されていた。三年生の時の内科学実習では私の指導教官だった。最高のユーモアのセンスがある素晴らしい先生で、医学でも最も無味乾燥で退屈な内容のものを取り上げながらも、大学時代のライエラ博士と同様に、それを理解しやすく、かつ楽しいものにしてくれた。

私は先生に近づいて挨拶をした。明らかに緊張した様子だったが、先生は私を奥様のバーバラに紹介し、努めて軽いおしゃべりをした。バーバラはアインシュタイン医科大学の関連病院で働く麻酔専門医だった。コーエン先生（先生はすぐに自分をシェルダンと呼ぶよう私に命じた）の話では、バーバラはその時初めての妊娠で十六週に入っており、三十六歳である彼女は「高年妊娠（高齢妊婦）」と判断されるため、産科医から羊水検査を受けるよう紹介されたとのことだった。

「聞こえたかい？」

先生は笑顔で自分の妻に言った。

「きみが年を取っているから私たちはここにいるんだよ。私は高年初産婦《こうねんしょさんぷ》（初めて妊娠した女性）と結婚しているんだ。分かるかい？　きみは年寄りってことだよ！」

「あら、そう？」

バーバラが笑顔で答えた。

「ねぇ、シェルダン。あなたは私より二歳年上だったわよね。私が年寄りなら、あなたは何かしら？」

コーエン先生はしばらく黙っていたが、ついに口を開くとこう言った。

「そんなこと、思ったこともなかったよ。よく考えてみると、きみはそれほど年寄りじゃないかも」

三十分ほどしてバーバラの名前が呼ばれ、羊水検査のため処置室に入ってきた。その月はいつもどおり、羊水採取をおこなう産科医の補助が私の仕事だった。超音波で見ている間、モニターにサッと映る胎児の体の部位を、コーエン夫妻に実況解説した。

「頭が見えますよ」

私がそう言うと、

「南からの寒冷前線のようだ」

とシェルダンが答えた。

「確かに天気図のように見えますね」

そう答えて、私はモニターを指さしながら説明を続けた。

「さて、これが胎盤《たいばん》です。子宮下部に付着しています」

「あるいは、その地域を移動する雷雨の可能性もあるね」

とシェルダンが言った。

「本当にすごいわね」

とバーバラも言った。

「心臓が動いているのが見えます」

私はモニターに現れた四つに仕切られた心臓の画像を指さしながら、説明を続けた。シェルダンもバーバラも畏敬の念を抱いて見詰めていた。彼の口から冗談が飛び出すこともなくなった。最近の超音波画像と比べればその画像は原始的だったが、シェルダンは私たちが見ているのは彼の初めての子どもなのだと、初めて認識したのだった。

「胎児の周りのこれらの暗い部分は羊水が溜まっている羊水ポケットです」

私は説明を終えた。超音波検査士が複数の羊水ポケットから一つを選び、私がその場所の真上の腹部に直接黒いマーカーペンで目印をつけた。

産科医が両手に手袋をはめている間に、私は羊水検査に必要な器具を置く滅菌トレイを袋から取り出した。私たちが準備をする間、バーバラもシェルダンも物音一つたてず、息を殺しているようだった。二人とも医師であるにもかかわらず、非常に心配そうだった。

羊水検査は問題なく進行した。産科医は皮膚《ひふ》を抗菌液で丁寧に消毒し、バーバラの腹部に私がつけた黒い目印から直接穿刺針を刺し入れた。彼女は最初たじろいだ様子を見せたが、腹部の筋肉はすぐにリラックスして、透明な羊水が穿刺針の根元から泡を立てて溢れ出し、バーバラの腹上にこぼれた。産科医は注射筒を穿刺針の根元に取り付け、三十ミリリットルになるまでゆっくりと吸い出した。そして針を引き抜き、針穴にガーゼをあてた。数秒後にはバーバラは診察台を降り、シェルダンに助けられながら歩いて待合室に戻った。三十分後、結果が出るまでに約二週間かかることを理解して、二人は帰って行った。

研修選択月の私は、外来が忙しくない時には羊水の分析をおこなう細胞遺伝学研究室で過ごしていた。ある朝、細胞遺伝技師長であるレスリー・スミスが、染色体を確認してみるようにと私に声をかけた。訓練された通りに、私は顕微鏡をのぞいて染色体の本数を数えた。四十七本だった。

「一本多いですね」

そう言って、私は顕微鏡から顔を上げた。

「あなたがこの状態を見たことがないって皆が言っていたから」

レスリーはそう言って、私に質問した。

「どの染色体が三本になっているか、分かる？」

その時までに、染色体の大きさとギムザ染色液による染色で現れる濃淡の縞模様のパターンにより、私はいくつかの染色体を見分けられるようになっていた。

過剰染色体の原因は、21トリソミーというダウン症候群を引き起こす染色体異常が群を抜いて最も多いため、私はまず二十一番染色体から探すことにした。濃淡の縞模様の特徴的なパターンを確認すると、二十一番は三本あった。

「その通り。21トリソミーよ」

レスリーが答えた。

「外来に電話するわね。このご夫婦にすぐに遺伝カウンセリングに来ていただく必要があるでしょうから」

彼女は電話を取り、外来の番号を回した。そして、電話を受けた遺伝カウンセラーに話している声が私の耳に入ってきた。

「バーバラ・コーエンの胎児がダウン症候群でした。報告書は今日の午後にできあがります」

その日、遺伝カウンセリングの責任者である臨床遺伝専門医がシェルダンとバーバラに胎児がダウン症候群であることを告げた時、私もその部屋にいた。二人の目から涙が落ちるのを見た。二人の質問――赤ちゃんに起こる可能性がある医学的な問題、寿命、ダウン症候群の子どもに起こり得る発達の問題、この診断の確実性について――を聞き、臨床遺伝専門医と遺伝カウンセラーが可能な限り決めつけた印象を与えないように努めながら、丹念に一つ一つの質問に次のように答えているのを聞いていた。ダウン症候群の赤ちゃんは種々の医学的問題を抱えていること。約四〇％は先天性心疾患、約一〇％は消化管や整形外科学的な問題があり、甲状腺機能低下症やその他の内分泌疾患を発症することも多いこと。十分なケアがあれば六十歳代や七十歳代まで生きることができること。ダウン症候群がある人は皆、何らかの知的障害があり、その程度は軽度から重度まで幅があること（そして、分析した細胞のすべてに二十一番染色体が一本多く存在していたため、胎児がダウン症候群であるという診断は確実であること）。

これは、関わった患者が知人であるという、私にとって初めての経験だったが、シェルダンともバーバラとも、私は一切目を合わさなかった。そして二人も、私と目を合わせることはなかった。一時間以上が過ぎ、まだ泣きながらふたりは部屋を後にした。バーバラの手には、妊娠中期の中絶を専門に扱う産科医の名刺が握られていた。

七カ月が過ぎた。一九八一年三月、研修二年目で二回目の研修選択月が回ってきた。当然のごとく、私はまた遺伝カウンセリングで一カ月を過ごすことに決めた。その月の第三木曜日の朝八時を少し過ぎた頃、シェルダンとバーバラが待合室に入ってきた。

あの八月の遺伝カウンセリングの後、私はどちらにも会っていなかったが、この六カ月が彼らにとってどのような時間だったか、ほぼ想像できた。彼らは明らかに妊娠中絶を選択していて、おそらくバーバラの子宮口を人工的に広げて子宮の内容物を吸引器具を用いて除去する方法がおこなわれたと考えられた。回復後バーバラは再び妊娠して、羊水検査のために再びここを訪れたのだ。その中絶による心の傷が癒《い》えたかどうか私には分からなかった。しかし、三月のその朝、二人に私が声をかけたとき、コーエン夫妻はほとんど話をしなかった。シェルダンは、今回の妊娠は誰にも話しておらず、羊水検査の結果が出るまで一切内緒にしておくつもりだと言った。

赤ん坊をもう一度作ろうという選択でさえ、コーエン夫妻にとっては難しい決断だったに違いないことは理解できた。なぜなら、すでにダウン症候群の胎児をもった経験がある二人は、染色体異常の児《じ》を妊娠するリスクが一般よりも高くなるためだ。

今回も羊水採取はうまくいった。最初の時と同様に、私はモニターに映る胎児の特徴の説明を始めた。それは私のトレードマークのようになっていた（ガイド付きツアーのように超音波をしながら夫婦に胎児の説明をする人が他にもいたかどうか分からない）が、シェルダンもバーバラも画像を見ようとしなかった。二人とも、染色体が正常だと分かるまで、この胎児との絆を築いたりその存在を認めたりする危険を冒すことができなかったのだ。

三月が終わり、外来病棟で勤務していた四月初旬に染色体の分析結果が出た。私は研究室のレスリーに毎日電話をして、コーエン夫妻の結果をたずねていた。十二日後、ついに結果が届いた。

「正常よ。正常な男の子よ」

レスリーの言葉に、私は両肩の重荷が消えたように感じた。

ドーリーと私が出席したライ・ユース協議会の授賞朝食会で出会うまで、シェルダンとバーバラには会っていなかった。私は二回目の羊水検査からどれだけ経ったか計算してみた。コーエン夫妻の間に座っているハンサムな若者は、じっくり見ると鼻はシェルダンと目はバーバラにそっくりで、間違いなくバーバラの二回目の妊娠でできた子どもだった。

これらすべての記憶が頭の中を巡り終えるまでに、授賞式が始まっていた。三十人以上の高校三年生と四年生が受賞し、ドーリーの順番は最後から二番目だった。名前が呼ばれた時、私は娘を誇らしく見つめ、彼女は盾《たて》を受け取るために立ち上がった。しかし、ライ・ユース協議会の地域奉仕活動賞の最後の受賞者としてジョナサン・コーエンの名前が呼ばれ、シェルダンとバーバラの間に座っている若者が立ち上がり、前に歩いていく様子を見て、私はいつもとは異なる誇らしい気持ちを感じていた。

式の終了後、私はコーエン夫妻に挨拶をしに行った。私が二人を見た時と同様に、シェルダンもバーバラも私が誰だかすぐには分からなかった。しかし、超音波のモニターで会って以来だが、立派に成長したジョナサンに会えてうれしいと伝えると、すぐに私の事を思い出した。

私たちは数分間世間話をした。シェルダンはアルバート・アインシュタイン医科大学を数年前に辞め、地域の個人病院で働いていると言った。バーバラはジョナサンが生まれる直前に麻酔専門医をやめ、その後十七年間にわたり、今では三人になった子どもたちの世話に励んでいる。最後はコーエン夫妻も私も別々の方向から呼ばれたので、お互いの今後を祈りながら別れた。その数分の間、私たちの誰も、臨床遺伝専門医から過剰な染色体の話を聞いた一九八〇年秋の午後について触れなかった。ダウン症候群や羊水検査という言葉も一切口にしなかった。前にも述べたとおり、バーバラの最初の妊娠にまつわる出来事は、あたかも別の人生で起こったことのようだった。

これは、珍しい話ではない。仕事の性質上、また、情報を入手したり調査をおこなってデータを得ることにより、私は患者の人生の、友達や親戚や他の専門職の人たちが踏み込めなかったり踏み込もうとしなかったりする部分まで掘り下げることを頻繁におこなう。臨床遺伝学は医療の専門分野の中でも最も私的な部分に関わるものではないだろうか。私は必ずしもそれを心地よく感じていないが、我々臨床遺伝専門医は多くの時間を費やして、相談に訪れるクライエントの押し入れの中を探し回り、そこにある秘密を手に取って調べ、その秘密から得られる情報を使ってクライエントが家族計画について決定できるように手助けをする。結果として、子どもの頃から施設に入っていたという理由で家族が存在を秘密にしていた発達遅滞のおじの存在を知ることになったり、真実が異様すぎると考えられたため、へその緒が巻き付いて死産になったのだと母親が説明している、単眼症とその他の先天異常の子どもの解剖報告書を確認することになったりする。そしてコーエン家に関しては、涙ながらの妊娠中絶に終わったバーバラの最初の妊娠に関わった。コーエン夫妻はこのことを誰にも、ジョナサンや他の子どもたちにも、話したことはないだろう。このような理由から、遺伝医学はどの医療専門分野とも異なっている。

私がメディカルスクールを卒業して三十年近く経つ。一九七五年、シェルダン・コーエン先生が私と私のクラスメイト達に呼吸生理学に興味を持たせようと最善を尽くしてくれていた年には、遺伝学は私たちにとって目的を達成するための手段以上のものではなかった。つまり、メディカルスクールに来た本来の目的、患者を診るという目的のために、合格しなければいけない科目の一つにすぎなかった。私たちの中で遺伝学を真剣に考えていた人間はほとんどいなかったし、クラスメイトの大半は、事実を記憶して試験に合格した後はすぐに、ほぼすべての内容を忘れてしまっていた。一九七〇年代はそれで問題なかったのだ。遺伝学は副専攻の一つに過ぎず、小児科領域の重要でない下位専門分野の一つだった。(私は学生たちに、私が臨床遺伝専門医になろうと決めた理由はまさにこれだと話している。私は小規模で、重要でないものを探していた!)

しかし、これは一九八〇年代にまったく劇的に変化した。遺伝学において大革命が起こったのだ。一連の解析装置が開発され、研究者はヒトゲノムを詳細に解析することができるようになった。まず、どの遺伝子がどの染色体上に位置しているのかが明らかになった。次に、特定の遺伝子の塩基《えんき》配列すなわちDNA分子の構成を解析し、配列上の誤り、つまり疾患を引き起こす原因と疑われる「変異」と呼ばれるものを明らかにすることが可能になった。最終的に、それらの変異遺伝子が作るタンパク質の不具合を見つけることが出来るようになり、そのような変化がなぜ特定の疾患の発症原因となり得るかを推定できるようになった。

この作業は二〇〇一年に終了し、ヒトゲノム計画（米国のエネルギー省と国立衛生研究所、クレイグ・ベンター氏が個人で設立したゲノム科学研究所の支援を受けて連邦政府が主導）の協調的成果によりヒトゲノムの全塩基配列の読み取りが完了したと発表された。それ以来、私たちのゲノム知識は飛躍的に発展した。過去数年間、私は同僚たちに繰り返し、医学のすべては遺伝学的だ！　と言っている（冗談半分だが）。しかし、実のところ真実はこれに近い。事実上、ヒトに起こるすべての慢性疾患――がん、アルツハイマー病、統合失調症、冠《かん》動脈疾患、高血圧、糖尿病、アルコール依存症、喘息《ぜんそく》――は遺伝的素因と環境要因が組み合わさって病的反応を引き起こした状態である。結果として、遺伝学の基礎を学び損ね、卒業以来、遺伝学を下位専門分野に過ぎない領域として扱ってきた私のクラスメイトたちは、重大な損失を被《こうむ》ったことに気づいた。次の四半世紀ではこの知識が利用され、医療の方法を一変させるだろう。新しい技術により本人が気づく前に病気を診断し、治療できるようになる。問題が起きてから対応する（症状が現れるのを待ち、その症状を治療する）医学から、先を見越して対応する（環境を変えるための措置を講じることで、その状態を起こさないようにする）医学へと変化を遂げるだろう。実のところ、遺伝学は非常に重要なものとなっており、一九七〇年代後半に私がメディカルスクールにいたときと比較すると、小児科学――実際にはすべての医学――は今では遺伝学の重要でない下位専門分野にすぎなくなったと言っても過言ではない！

しかし、医学における多くの劇的かつ全面的な変化と同様に、遺伝学の革命の道を開いた技術は、我々が倫理的にその進歩を取り扱う能力をはるかに追い越してしまった。アルツハイマー病の合併症で亡くなった父親と祖母を持つ三十五歳の男性に検査をおこない、APOE E4のハプロタイプ（この疾患と関連することが多い遺伝的バリエーション）を受け継いでいるかを確認することは確かに可能だが、これが何の役に立つというのだろうか。治療法がなければ、このハプロタイプを受け継ぐことが人生の後半で認知症の発症に確実につながるというさらに強力な根拠がなければ、我々がおこなうことは彼に対して不安と悩みが長年続くのだという宣告をすることにしかならない。また、母親と祖母が四十代前半に乳がんで亡くなり、自分も同じ運命となるリスクがあるか知りたいと望む二十歳の女性ではどうだろうか。遺伝子検査の結果，彼女のBRCA1遺伝子に変異がみつかり、生涯で乳がんを発症する可能性が最大で八五％、卵巣がんの可能性が三〇％であると分かってしまったら、彼女はどのように対処すれば良いのか。リスクを最小限にするために、直ちに両方の乳房を切除すべきなのか、そして子宮も卵巣と一緒に摘出すべきなのか。念入りな検診をおこない、子どもを産んだ後にこれらの手術を受けるべきなのか。あるいは我々は検診だけを提供するべきなのか。発症の可能性を知りながら生きなければならない彼女への心理的影響はどうなのか。その後の最善策をきちんと判断できない状態で、我々が彼女に検査を実施することは正当なことなのか。彼女を精神的にどのように支援するのか。そして、彼女に変異があった場合の最善の治療方法が確実に分かっていない状態で検査をすることは正当ではないと我々が判断するとしたら、彼女が望んでいる検査を提供しないことは倫理的なのだろうか。臨床遺伝専門医には答えが難しいこのような質問が日々突きつけられている。

本書のストーリーは臨床遺伝専門医の役割の本質を紹介することを目的にしており、遺伝学的革命の人間的な側面を描写している。ストーリーは以下の三つのグループに分けられる。（一）ここ何年かの間に直面した倫理的なジレンマを扱うもの、（二）私が出会った患者に解決を求められた病気の謎を探索するもの、（三）学問としての医学において人生の側面を見るもの（仕事の性質上、我々臨床遺伝専門医は大きな学際的医療機関でしか存在できない。そのため、好むと好まざるとにかかわらず、臨床遺伝専門医として働きたければ象牙《ぞうげ》の塔で過ごさなければならない。これにより、かなり奇妙な状況に陥ることがある！）。本書を読み終えたときには、これらのストーリーを通して今日の私の専門家としての人生がどのようなものか感じていただけるようにと願っている。

注意点：これから話すストーリーは、この二十年間で執筆してきたものである。執筆以来、そしてストーリーで紹介している患者たちに出会って以来、それらの病気に対する診断と治療に利用される技術は驚くほど変化している。一つの例として、「遺品」では、ケネディー夫妻の胎児の遺伝子検査には、すでに亡くなっていた第一子のサラのＤＮＡが必要だった。今日では、脊髄《せきずい》性筋《せいきん》萎《い》縮症《しゅくしょう》は病気の原因となる遺伝子の変異を直接確認できるＤＮＡの直接解析が簡単に行えるようになり、病気の子どもの組織を必要とせずに済むようになった（これにより、私たちが解決方法を得ようとする中でケネディー夫妻が経験した恐怖を軽減することができる)。しかし、本書は臨床遺伝学の最新の教科書となることを目的に書かれたものではない。本書のポイントは、診断と治療に関する最新情報を提供することではなく、極めて重要な医師と患者の相互作用という人間的側面である。

メディカルスクールを卒業する時、私は卒業後に進みたい方向についてある考えを持っていた。三十年後に何をしているかははっきりとは分からなかったが、臨床遺伝専門医になりたいということは分かっていた。その目標に何とかたどり着けたが、これまでこの領域で働いてきた経験により、私は影響を受け、変化し、理想主義から遠ざかり、疲れ果てた。間違いなく三十年前の「私」が見たら、現在の「私」の価値観、感情、不安に驚くだろう。これから紹介するストーリーでは、患者と患者家族に対する私の様々な接し方が明らかになる。変化のうち、良い変化もあるが、多くは良いものではない。三十年間の診療が私に与えた影響については、本書のあとがきで詳しく述べることにする。

著者注記（本書をお読みになる前に）

本書のストーリーは、すべて二十年にわたる患者ならびに患者家族と私との交流に基づいているが、個人情報保護のため登場人物の氏名と診察場所の医療機関名は変えてある。舞台の多くは、子ども病院、マウント・スコーパス医療センター、ジョナス・ブロンクス病院、大学病院、ガーウッド小児療育病院と呼ばれているが、実際の名称とは異なる。また、さらなる保護のために、個人を特定できる特徴や我々のやり取りの詳細はどちらも変えていることがある。起こった事柄は順番通りでなく、描かれた時期も正確でないことがあるが、すべての医療的な内容は正確である。

これらのストーリーのいくつかは、少し別の形ではあるが、以下の医学誌や書籍に過去に発表している。ヒポクラテス（まえがき）、ディスカバー（「虐待」、「ミルクを飲まなくなった赤ちゃん」、「汗水流すこともなく」、「偶然の巡り合わせ」、「この赤ちゃんは何だか気になる」）、アメリカン・ジャーナル・オブ・メディカル・ジェネティックス（「A・Cへの裏切り」、「スコッティーの葬儀」、「クリスマス・プレゼント」、「エリン、私が出会う前」、「アンダーソン氏の秘密」)、I・エドワード・アルカーモ編 エンカウンターズ・イン・マイクロバイオロジー、ボストン、ジョーンズ&バートレト、二〇〇一(「ミルクを飲まなくなった赤ちゃん」)、$E=MD^2$:アルバート・アインシュタイン医科大学同窓会誌(「ふたつの奇跡、一年後」、あとがき)。

最後に、編集に協力してくれたカプラン社のドン・フェアーと優秀なレイチェル・バーグマン、卓越した書籍編集者であり、本書の誕生において助産師的役割を演じてくれたドミニク・ポルフレイト、素晴らしい原稿整理をしてくれたジャネット・レナールに感謝したい。この二十五年間、良い時も悪い時も私と共にいてくれた著作権代理人のダイアナ・フィンチにも心より感謝する。また、本書の長年にわたる長時間の執筆の間、理解をしてくれた妻のベス、三人の子どもたち、ドーリー、ダヴィダ、ジョナにもありがとうと言わせて欲しい。そして、もちろんだが、私のたくさんの患者とご家族の皆さんに、本書に人生が記載されている方々にも記載されていない方々にも、私を人生の一部に加えてくれたことに、心より感謝申し上げたい。

第一章　A・Cへの裏切り

遺伝専門医の役割の一つは、患者の擁護者《ようごしゃ》でいることである。私が診ている乳幼児も子どもも、そして大人も、姿かたちや行動で人を差別する社会で必死に生きていこうとする中で、明らかに私の助けを必要としている。しかし、時として、様々な患者との複雑な関わりの中で、一方の患者を擁護する行動により、もう一方の患者の信頼を損なうという難しい立場に置かれることがある。そのような状況が、シェリダンさんと息子のA・C・シェリダンが月一回の経過観察のため私のもとを訪れたときに起こった。

シェリダンさんがA・Cのベビーカーを押して私たちのセンターの正面入り口から入ってきた時、待合にほとんど人はいなかった。彼女が到着した時に座っていたのはアフリカ系アメリカ人の若い妊婦ただ一人で、彼女は遺伝カウンセラーのキャロル・スターンとの面談を待っていた。私はシェリダンさんと彼女の息子を見て、元気に挨拶の声をかけた。

「マリオン先生にごあいさつしなさい」

と、シェリダンさんがA・Cに命じた。

A・Cは表情を変えることなく、傷あとが残る突出した眼球（極度に飛び出しているため、眼科医はまぶたの一部を縫い閉じなければいけなかった）を動かすことも、焦点を合わせることもなかったが、彼ができる精一杯のこととして、左の手のひらと指をわずかに上下に動かして手を振った。橈骨《とうこつ》、尺骨《しゃっこつ》、上腕骨《じょうわんこつ》が肘《ひじ》で癒合《ゆごう》して（くっついて）しまって関節が曲がったままであるため、A・Cはほとんど手を動かすことができない。

私はA・Cに手を振り返し、母親に向かって少し待ってもらうように言った。そして、前の患者から採取した血液を検査に出すための検査依頼票の記入を済ませてしまうため、診察室に戻った。

シェリダンさんが秘書のビリー・スタインのデスクの向かい側に座り、A・Cのコートのボタンをはずし、カラフルでかわいい毛糸の帽子を脱がせると、とがって変形した頭が現れた。まるで訓練を積んだ呼吸療法士のように、彼女は特別に設計されたベビーカーの座席の下に見えないように置かれた携帯型吸引器につながったカテーテルを素早く取り出した。そしてA・Cの気管切開部（呼吸ができるように、手術をして頸部《けいぶ》〔首〕に開けた穴）に差し込んだ時、横に座ってA・Cの重度に変形した姿を注意深く観察していた若い妊婦が、ややパニックめいた声でたずねる声が聞こえた。

「あなたの赤ちゃん、どうしちゃったの？」

シェリダンさんは答えなかった。次に起こりそうなことが分かっていた私は、書類仕事の手を止めると弾かれたように席を立って待合にかけ込み、A・Cのベビーカーをつかむと診察室へと押して行った。

「さぁ入って」

私は怒りをあらわにしていたシェリダンさんに言った。そして、彼女が感情を爆発させる寸前に、かろうじてドアを閉めることができた。

「どうしてみんな、放っといてくれないの？」

彼女はそう言って首を振った。

「まだこんなことがあるんだね」

「いつもです、マリオン先生、いつもなんです」

シェリダンさんはA・Cをベビーカーから抱き上げ、膝の上に乗せながら言った。A・Cは飛び出した目で母親の顔をじっと見上げていた。

「どこへ行っても、A・Cと一緒に出かける時はいつでも、道でも、お店でも、どこでも。小さな子が言うのなら私もそれほど気にしません。ただよく知らないからだと理解できます。でも、さっきの女性みたいな大人が言うのには、どんな言い訳も通用しません」

「そんなふうに言われた時は、どう答えているの？」

「構わないで、と言ってやります。たいていそれだけ言えば十分で、こっちを見なくなります。A・Cの見かけが他の誰とも違うことは分かってます。でも、だからといって、失礼じゃないですか」

「私もそう思うよ。でもね、A・Cのような子どもを初めて見た人は、どう振る舞えばいいか分からないんだということも、理解する必要があるよ。あなたの家族でさえも難しかったんだから。A・Cの問題は遺伝子の変化により起こっているんだと私が説明した後は、理解してもらえたようだったけどね」

「A・Cの姿が気になってしかたないってことは分かります」

彼女は答えた。

「でも、だからと言って、全然平気にはなれません」

「そうだろうね」

そう言うと、私は彼女の腕からA・Cを抱き上げ、私の膝の上に乗せた。

「でも残念ながら、それが人生だよ。それを解消するために私たちにできることは何もない。ただ慣れるしかないんだ。さて、一カ月ぶりだけど、A・Cの調子はどうだったかな?」

A・Cはファイファー症候群Ⅲ型と呼ばれる、稀だが重症で特徴的な先天奇形が合併した状態で生まれた。A・Cには、脳神経外科、形成外科、整形外科、耳鼻咽喉科《じびいんこうか》、眼科、消化器科、内分泌科、発達小児科の代表者で作る内科系と外科系の専門家チームによるケアが必要とされている。私はこの専門家チームの司令塔となるべく努めており、A・Cのケアを単純化し、このシステムの問題が見過ごされることがないようにするため、A・Cと母親に少なくとも月一回は受診してもらい、過去一カ月間の状態を確認し、母親の質問に答え、A・Cのケアの調整に最善を尽くしている。

私たちはA・Cの最近の病歴を確認し、一つずつ問題を片付けていった。所定の健康管理項目（基本病態〔もともとの病気の状態〕を除けば、A・Cは非常に健康である）と脳神経外科的な状態に関する情報を更新した（脳神経外科的な状態については、これまでに、頭蓋顔面《とうがいがんめん》再建手術という早期に癒合した頭蓋骨《ずがいこつ》の縫合《ほうごう》線を開く大手術を二回実施している。通常、縫合線は一歳まで開いているが、A・Cの場合は基本病態のせいで生後一カ月には癒合してしまい、脳が成長する際に必要な隙間が極端に狭くなってしまった。いずれの手術も、数週間で縫合線は再び癒合してしまったため、最後の手術から六カ月が過ぎた今、再手術が検討されている）。さらに、耳鼻科学的な診断（鼻と喉の骨の異常により呼吸困難となるため、A・Cは新生児期に気管切開をおこなっていた）をしているとき、診察室の内線電話が鳴った。

「ボブ（ロバートの愛称）、すぐこちらに来てください。緊急です」

電話の向こうで秘書のビリーが言った。

数分で戻るとシェリダンさんに告げてA・Cを彼女のもとに返すと、私は席を立ち、急いで部屋から出て行った。

待合に足を踏み入れた途端、泣き声が耳に入った。大きく感情的な泣き声は、キャロルの部屋から聞こえていた。

「何があったんだ？」

私は秘書のビリーにたずねた。

「あの女性はA・Cが入ってきた時にここに座っていたんですが。お聴きの通り、動揺されています」

私はキャロルの部屋のドアをノックして、素早く中に入った。キャロルは席に座った状態で若い女性をやさしく抱き、なぐさめようと一生懸命だった。

「何があったんだ？」

私はさっきと同じ質問をした。

「こちらはジェイムズさんです。ジェイムズさん、こちらはマリオン先生です」

キャロルは彼女の肩を抱いたまま言った。

「ジェイムズさんは待合にいた時のことが原因で、気持ちが動揺しているんです」

私はうなずいて、そもそも今日は何のための受診かとたずねた。

「ジェイムズさんは二十一歳で、今回初めて妊娠されました」

キャロルは説明を続けた。

「産科で、血清中のAFP値が高いと言われたそうです」

ＡＦＰはアルファ・フェトプロテインの略で、名前が示す通り、胎児期（フェト）に作られるタンパク質（プロテイン）である。これは母親の血液を調べることで検出可能で、様々な先天異常のスクリーニング検査に利用できる。母体の血中のＡＦＰが低いと、胎児がダウン症候群のような染色体異常の可能性がある。したがって、ＡＦＰはいわゆるクアトロテスト（「母体血清マーカー検査」とも呼ばれる）の項目の一つになっている。ジェイムズさんのように数値が高い場合、胎児の皮膚に何らかの欠損がある可能性があり、その中でも最も多いのは二分脊椎である。

「今日こちらでおこなった超音波検査では、胎児に異常は見つかっていません。ジェイムズさんの妊娠週数がずれていて、ご自身が考えておられたよりも三週間進んでいたんです。新しい週数でＡＦＰを計算し直し、数値は正常範囲内であることが分かりました。ですから、まったく心配なさることはないんです。でも、あいにく私が電話で超音波検査の報告を聞いている間、待合に座っておられて、どうやらA・Cを見てしまったようで――」

「あの赤ちゃん……あの赤ちゃんは……」

ジェイムズさんが泣きながら言葉にできたのは、これだけだった。

私は自分が何を言っているのかを考えもせず、ジェイムズさんを安心させるための言葉を口にした。

「あの子はとても珍しい病気なんです。過去のすべての医学資料を見ても、あのような赤ちゃんの報告は五十人以下です」

「でも、私の赤ちゃんが同じ病気だったら？」

「今言ったように、A・Cの病気はとても稀《まれ》なものなんです。とても稀なので、あなたの赤ちゃんに同じことが起こる可能性は非常に低いですよ」

と、私は答えた。

キャロルも、

「ジェイムズさん、さっき超音波で詳しく確認したら、赤ちゃんは元気でしたよね。もしも赤ちゃんが同じ病気なら、今の段階ですでに問題が起こっていることを示す徴候《ちょうこう》が見えているはずです。目は腫《は》れているでしょうし、頭の形も正常ではない、といったようなことです。これらの特徴が何もなかったので、あなたの赤ちゃんはこの病気ではないと、かなり自信を持って言えます」

と、安心させるように言い、私もそれに同意するようにうなずいた。

「でも、あの超音波検査が間違っている可能性もあるでしょ？」

「検査をおこなったのは非常に腕の良い医師です。胎児検診の経験も豊富で、私は彼女をとても信頼しています。今キャロルが言ったような特徴を彼女が何も見つけなかったのなら、あなたの赤ちゃんが同じ病気である可能性はとても、とても低いでしょう」

と、私は穏《おだ》やかに答えた。

ジェイムズさんが落ち着いてきたため、キャロルは私にもう戻って良いと言った。二人でもう少し話をすると言う。私は大きく深呼吸をして自分の診察室に戻り、シェリダンさんに謝ってから（おそらく、私がどこで何をしていたのか、彼女はすべて分かっていたと思う）、先ほどの続きに取りかかった。

A・Cの診察を終えて、シェリダンさんがベビーカーを押して待合を出て行く時には、ジェイムズさんはすでに帰ってしまっていた。キャロルの話では、帰る前になんとか笑顔を取り戻してもらうことができたそうである。その日以降、キャロルと私はジェイムズさんと何度か話をしている。これまでのところ、彼女は合併症もなく順調に妊娠を継続している。

あの日、少し後になってからのことだ。その日の診察を終了し、自分の席に座って書類仕事を片付けていた時、自分自身への怒りが湧き起こってきた。ジェイムズさんを慰《なぐさ》めようとして、私はA・Cを裏切ったのだ。あの子の医師として、ジェイムズさんに学んでもらう努力をすることが私の務めだったはずだ。私は彼女にこう言うべきだった。A・Cは、外見は他の人と違っているかもしれないが、中身は他の子どもたちと同じように、母親と家族、医師たちに愛されている一人の子どもであり人間であると。それは、あなたのお腹の中で育っている赤ん坊をあなたが愛するのと同じであると。A・Cの擁護者として、正常と受け入れられるものとは異なる外見であったり行動をするすべての患者の擁護者として、その人がどう見えるかによって単純にその人を判断するものではない、それは間違いであり差別であり、それは白人中心のアメリカでジェイムズさんの両親や祖父母が肌の色だけで判断されてきた差別と同じであると、彼女に伝えるべきだった。

私は彼女にそう言えたのに、そう言うべきだったのに、実際にはそうしなかった。彼女に学んでもらおうとするよりも、安心させ、興奮を鎮《しず》めることに一生懸命で、それによってA・Cと彼の母親を裏切ったのだ。私の失敗はすぐには分かりにくく、シェリダンさんも一切このことに気づいていないかもしれないが、私自身には分かっていた。自分がしたことを私は知っていて、私を悩ませた。これを書いている今も、まだ私は悩み続けている。

後記

この原稿を書いている時点で、A・C・シェリダンは十六歳である。私が知る限り、彼は世の中のファイファー症候群Ⅲ型の患者の中で最年長だ。彼は少なくとも三回は医学文献に報告されている[1]。

時が経つにつれて、A・Cの病気の遺伝学的基盤について多くが明らかになってきた。三種類あるファイファー症候群（軽度から重度）のほとんどの患者と同様に、A・CはFGFR2という遺伝子に変異がある。彼が持つ遺伝子変異はTrp290Cysと表現されるが、これを分かりやすく説明するためには、分子遺伝学について少し解説する必要があるだろう。

遺伝子は体をどのように作るかを示す設計図であり、細胞に内部の装置を用いてタンパク質を作るよう「指令」を出す。アミノ酸により構成されるタンパク質は、DNAを構成する塩基の配列が示す命令に従って作られる。タンパク質は、遺伝子の仕事を遂行する機械である。塩基配列の変化はアミノ酸配列の変化につながり、結果として生じるタンパク質を変化させ、そのタンパク質が適切に働けなくなる結果、一連の症状や徴候が生じる。A・Cの場合、FGFR2遺伝子のコード配列（タンパク質を合成するため，どのアミノ酸を用いるかを指示するDNAの塩基の配列）を構成するDNAの塩基の一つが変化したことにより、FGFR2遺伝子の指示で作られるタンパク質の中の二九〇番目のアミノ酸が、システインからトリプトファンに置き換わっている。この一塩基の変化、ヒトゲノム（ヒトのすべてのDNA配列）を構成する三十億個ある塩基のうちのたった一つの変化により、タンパク質が大きく変化し、A・Cの先天性の重度の奇形が起こった。

A・Cの両親にはファイファー症候群の特徴は一切みられず、両親を検査したところ、いずれにもA・Cと同じ変化が存在していなかったため、彼の遺伝子の変化は彼の元となった精子か卵子に自然に起きたものであることが分かった。FGFR2遺伝子により作られるタンパク質は線《せん》維芽《いが》細胞増殖因子受容体2であり、血管の形成、傷の治癒《ちゆ》、四肢《しし》の発生、その他の重要な過程において、様々な複雑な経路を介して細胞の増殖、分化、移動を制御する重要な役割を持つ二十二以上の一群のタンパク質の一つであることが知られている。これらの受容体は、発生の極めて初期の段階で別の種類のタンパク質である線維芽細胞増殖因子と共に働くとされる。

しかし、ほとんどの遺伝子疾患の場合と同様に、この疾患の分子生物学的基盤に関する事実がすべて解明されたにもかかわらず、実際のところ我々はまだ無力で、A・Cを救うことも、初期の段階でこの病気の発生を予防することもできない。A・Cの状態には変わりがなく、彼を担当する医師である我々は、独善的に多くのことを知りながら、その素晴らしい知識をA・Cの生活を改善するために使う術を持たないことに失望している。残念ながら、これは臨床遺伝学の診療における共通のテーマとなっている。

A・Cの医師たちはファイファー症候群に関するこれらのすべてを分かっているが、A・C自身は何も分かっていない。発達障害があるため、彼は十歳になって初めて独りで歩けるようになり、理解できる言葉を話し始めたのは、その一年後だった。排泄《はいせつ》訓練はまだできていない。数々の脳神経外科手術と形成外科手術を実施したにもかかわらず、病院の待合やバスなど自宅以外のすべての場所で、幼児だった彼を見たジェイムズさんが示したのと同じ反応が今も続いている。この反応の結果、そしてA・Cの苦境に対して母親が相変わらず敏感であるため、A・Cは学校に行ったことがなく（在宅教育を受けている）、家族以外に友達や仲間を持ったことも、バカンスを取ったり自宅周辺地域から外に出かけるなどの経験もない。A・Cの母親は息子の病気について人に伝えていないが、奇形のある子どもが誕生した家族の多くがこのような態度を示す。

何年もの間、私はA・Cを同年代の子どもと過ごさせるように促《うなが》してきたが（結局のところ、彼はじろじろ見られたりささやかれたりすることにより悪い影響を受けているようには思えない。彼が育ってきた制限だらけの孤立した環境を思えば、最大限に社会に適応していると思われる)、彼女は息子を自分の目の届かないところに置くことを拒み続けている。

「マリオン先生、A・Cは奇跡なんです。私の奇跡なんです。私が私のやり方で目を配っていなかったら、この子は今日ここにいなかったでしょう。学校の先生は、私が同席して息子の世話をすることを許してくれますか？　無理だと思います。そして、私が一緒にいて目を配ったり世話をしたりしないのであれば、誰がこの子を守ることができるというのでしょうか？　誰にもできません！」

私は最もA・Cのためになることを考えなければいけないと説得しようとしているが、彼女の言うこともある程度正しいと分かっている。A・Cが今日生きているのはすべて、彼女が十分に世話をしているおかげだ。少なくとも彼女がそばについて必要なことをすべてしてくれる間は、おそらく彼は生き長らえるであろう。しかし、彼女が弱ったり死んでしまって息子の世話ができなくなったらどうなるのか。この質問に対する答えを私は持ち合わせていない。そして残念なことに、私の他の患者たちの多くの生活においても、これは答えの見つからない大きな問題となっている。

第二章　虐《ぎゃく》待《たい》

その日の午後、ムーア一家が私の診察室でどのように座っていたかを知れば、その家族の様子がかなり分かるだろう。一歳の誕生日を迎えたばかりのメリッサは床に座り、両親が彼女のために持ってきた積み木やおもちゃで遊んでいる。母親のリサは、娘から一メートルほど離れてソファに腰かけている。部屋の反対側には、父親のバリーが私の机のすぐそばの椅子に座っている。私たちは一時間以上一緒にいるが、リサとバリーは一度も目を合わせることも、直接話をすることもない。メリッサも、どちらの親にもハイハイして近づくこともなければ、母親にあやしてほしいとか、父親の膝に座りたいとせがむこともなかった。これは、臨床遺伝専門医の診察室を初めて訪れる通常の家族の様子からは、まったくかけ離れたものだった。

ムーア一家がこのようにふるまう理由を私は十分承知していた。直接顔を合わせたのは初めてだったが、六カ月前からメリッサの問題には関わっていた。ある日のこと、私はメリッサの小児科医であるジェレミー・スタンガー医師から電話を受けた。ジェレミーと私は一緒に研修医時代を過ごした仲で、彼が患者に遺伝性疾患の可能性を疑う時はいつでも私に電話をしてきた。その時も彼は、確信は持てなかったが、それが遺伝の問題かもしれないと考えた。そして、その最初の電話で、ムーア家に起こった出来事の始まりを私に語った。

メリッサは、バリーとリサの初めての子どもだった。妊娠中は合併症もなく、出産も滞りなく済ませ、夫婦は赤ん坊をニュージャージー州北部の自宅マンションに連れ帰った。リサは二十三歳で、地元の保育園で補助教員をしていたが、産休を取っていた。バリーはウォール街で働く二十五歳の株式仲買人で、三日間の育児休暇を終え、マンハッタンに通勤する日常を再開した。

赤ん坊が帰宅して一週間もしないうちに、一家の日常リズムは安定した。メリッサは、少なくとも最初の二週間は理想的な赤ん坊に思えた。力強くミルクを飲み、決してぐずることもなく、泣くのはお腹を空かせた時だけだった。母乳で育てていたので、リサはほとんどの時間を娘の世話に費やした。母乳を与え、おむつを替え、抱っこして寝かしつけた。最初の数日は、夜中にメリッサがおっぱいを欲しがるとバリーも妻と一緒に二、三回起きたが、仕事に戻ってからは眠っていることが多くなった。ムーア家の三人ともおおむね新しい生活に満足しているように見えた。

しかし、この平和な生活は二週間と続かなかった。生後十三日目の朝、リサはメリッサの泣き声に気づいた。すでに説明した通り、いつものメリッサはお腹が空いた時にしか泣かない。しかし、その時は泣き方が違っていた。ゆりかごから抱き上げて、リサは母乳を与えようとしたが、メリッサはおっぱいに吸いつこうとしない。そして、そのまま思いっきり泣き叫び続けた。

おむつか濡れていて気持ちが悪いのかもしれないと、リサはメリッサの服を脱がせ始めた。そして伸縮性のあるベビー服を脱がし終えた時、娘の左腕が、だらりとしていることに気づいた。もう一方の腕と両足は忙しく動いているのに、左腕はただ力なく垂れている。まるでその腕だけが体の一部でなくなってしまったかのようだった。

どうしていいか分からず、リサは母親に電話した。電話口の向こうでメリッサが泣く声を聞いて、母親はすぐに救急救命室に連れて行くように言った。リサはまだ泣いている娘にもう一度ベビー服を着せ、更に冬用のコートも着せると、チャイルドシートに乗せて車で病院へ向かった。一家の悪夢が始まったのは、その救急救命室からだった。

メリッサは、ほとんど待つことなく救急医に診てもらえた。いくつかの質問と短い診察の後、メリッサはレントゲン撮影に回された。技師がメリッサをレントゲン室に連れて行き、リサは外の待合で待つように言われた。

リサによると、普通ではないほど長い時間がかかったという。ほとんど人けのない待合に一人座り、メリッサが生まれてから二週間、ほんの数分も離れたことがなかったリサは、まるで片腕をもがれたかのような気持ちがしたそうである。何時間にも思える時間が過ぎた後、さきほどの救急医がついに姿を見せた。五十歳くらいの女性が一緒だった。他に誰もいない待合で、二人はリサの向かいに腰かけた。

その女性はナタリー・コンプトンと名乗り、ほとんど一人で話をした。非常に形式的に、自分は救急救命室担当のソーシャルワーカーだと説明した。そして、メリッサの左腕のレントゲンで、上腕骨と呼ばれる腕の上部の骨に骨折が見つかったと告げた。

「この数時間以内に赤ちゃんがケガをするようなことが起こりましたか？」

コンプトンさんがたずねた。

リサは、娘が骨折していると聞いてショックを受けていた。眼に涙を浮かべ、娘に会ってこの腕に抱きたいという衝動に駆られながら、いいえ、泣きだすまでメリッサはゆりかごで静かに眠っていました、と説明した。

「今日、赤ちゃんの近くに他に誰かいましたか？」

コンプトンさんがたずねた。

リサは再び、いいえ、朝早くに夫が出勤した後は自分と娘の二人きりでした、と説明した。

コンプトンさんはバリーの氏名と職場の電話番号をたずねた。リサはその質問に答えてから、メリッサに会えるかとたずねた。

「申し訳ありませんが、それはできません」

コンプトンさんが答えた。

「なぜけがをしたか、きちんと説明がつかないので、私どもにはメリッサが幼児虐待の被害者だと想定する法的責任があります。そのため、徹底した調査がおこなわれ、あなたとご主人の疑いが晴れて、容疑者でなくなるまで、お子さんをお返しすることはできません」

驚いて、リサは立ち上がった。

「容疑者？」

リサはその言葉を繰り返した。

「私があの子を傷つけたと？　私があの子の腕を折ったと思っているんですか？　あなたはいったいどういうつもりで……」

リサがソーシャルワーカーに詰め寄った時、どこからともなく病院の警備員が二人現れリサを制止し、救急救命室の待合から離れた小さな個室に連れて行った。リサがその部屋にたった一人で座り、激怒し、傷つき、おびえ、悲しんでいる間、警備員たちは扉のそばで警戒を続けていた。

その後の数時間のことは、リサはあまり覚えていない。どこかの時点で、地元の刑事が二人、部屋に来てリサの調書を取った。また別の時点では、ニュージャージー州青少年・家庭支援課（DYFS）の女性もやって来て、自己紹介の後、調査を開始するために必要な準備作業を始めた。最後に、職場でコンプトンさんから電話連絡を受けたバリーが現れた。動揺はしていたが、彼はまだしっかりしており、心が疲れ切った妻を病院から連れ出し、駐車場を横切り、彼女が数時間前に運転してきた車に乗せた。そして、家へ連れ帰ってベッドに寝かせた。

日が経つにつれて、悪夢は更にひどくなった。メリッサは骨検査（全身の骨のレントゲン撮影）により、左上腕の骨折だけでなく肋骨《ろっこつ》に三か所の「古い」骨折が見つかった（最近起こった骨折で、治り始めている）。DYFSの職員がおこなった調査では骨折の原因は特定できなかった。そのため、メリッサは虐待を受けており、父親か母親に殴られたと推定された。メリッサは病院を出て仮の里親の世話を受けていたが、本格的に里親に引き取られることになった。

DYFSが得た裁判所命令の規定に従い、週に一時間だけ監視の下で娘に面会することを許されたムーア夫妻は、どちらか一方が罪状を認めた場合のみメリッサを取り戻せるチャンスがあると、二人が雇った弁護士から助言された。

「あなた方のどちらも責任を認めない場合、解決の道はありません」

弁護士は二人に告げた。

「どちらかが自分が骨折させたと認めて更正プログラムを受けることにすれば、やがて臨床心理士がメリッサを両親に返しても安全だと報告してくれるでしょう。そうすれば、お嬢さんを返してもらえる可能性は十分にあります」

二人は話し合い、筋が通らない変な話ではあったが、この助言に従うことにした。リサは非公式には自らの潔白を主張したが、公式には子どもを殴ったことを認めた。

しかし、それで終わりではなかった。メリッサの腕の骨折は時期的にリサが被疑者とされたが、肋骨の骨折ではバリーが原因である可能性が持ち上がった。これにより、娘を傷つけた覚えのないリサは、肋骨の骨折について夫を非難した。一方で、自分は無実だと確信があるバリーは、虐待の加害者は妻であると指摘した。メリッサが救急救命室を受診してから数週間の激しい喧嘩《けんか》の末、バリーはお定まりの行動に出た。子どもを殴ったと思われる妻とは生活できないと、マンションを出て友達のアパートへ引っ越したのだ。そして、自分を弁護するために弁護士を雇った。

バリーが出て行ってからの数週間で、リサの落ち込みは更にひどくなった。有罪を認める答弁をしたことは、生活のあらゆる面に影響した。夫との関係が崩壊し、保育園での職も失った。友達からの電話も訪問も途絶えた。孤独とさみしさで、朝ベッドから起き出すこともできなくなった。眠れず、食欲もない。そのうち彼女は疑問を持ち始めた。娘を取り戻すために何でもするつもりだったが、メリッサを殴ったと認めたのは行きすぎだったのではないかと。その答えを見つけるために、リサは子どもの虐待に関する資料を手当たり次第読み始めた。そして、その過程で骨形成不全症《こっけいせいふぜんしょう》という言葉を偶然見つけたのだった。読み進めるうち、リサはこの病気がメリッサの骨折の原因に違いないと確信した。そこで、メリッサの小児科医であるジェレミー・スタンガー医師に電話して、この疾患かどうか検査できるかたずねた。ジェレミーが私に電話をしてきたのは、リサのこの問い合わせがきっかけだった。

骨形成不全症は比較的まれな病気で、骨が通常よりもろくなる。骨や結合組織を構成する重要なタンパク質の一つであるI型コラーゲンの生成を担う二つの遺伝子の一方に起こった変異が原因である。骨形成不全症は遺伝性疾患であり、この病気の子どものどちらか一方の親も骨がもろいことが多い。骨形成不全症患者の重症度には幅がある。最も重症なのはII型で、新生児期に死亡する。あまりにも骨がもろいため、分娩という単純な動きでも赤ん坊は全身の骨が折れるのだ。II型の赤ん坊のほとんどは死産となるのがせめてもの救いなのだが、私は、呼吸不全で亡くなった児を残念ながら数人見たことがある。肋骨が粉砕されて、普通に息を吸って吐くという単純な動作で胸壁《きょうへき》が動くことで、強く耐えがたい痛みが起こる（このような稀なケースでは、赤ん坊を楽にするために痛み止めの麻酔を大量に使わざるを得ず、それが呼吸運動を低下させ、呼吸不全による死期を早めさせてしまう）。最も軽症なのはI型で、この型では小児期に一、二回の骨折が起こる可能性があるが、何かおかしいと必ずしも疑われるような回数ではない。ほとんどの例はこれらの極端な二つの型の中間で、骨折が比較的頻繁に起こる。通常は、本が入ったバッグを足の上に落としたとか、飛んできたバスケットボールに肘をぶつけたといった、普通なら表面にあざができる程度の出来事が原因である。

骨形成不全症は遺伝子疾患だが、全体の半数以上で家族歴（臨床遺伝の医療では、家系内に同じ病気の人がいる場合、「家族歴がある」と表現する）は見られない。この場合の子どもたちはA・C・シェリダンと同様に、病気の原因となる遺伝子の変化が、遺伝物質の新規の突然変異により偶発的に発生する。彼らの親は病気を発症しないが、彼ら自身は病気の子どもを持つ可能性がある。変異が存在するようになった経緯が遺伝であろうと自然に起こった変化であろうと、骨形成不全症患者の子どもは、それぞれ五〇％の確率で同じ病気になる。

その時の電話で、ジェレミー・スタンガーは救急救命室の一件が起こるまでにムーア一家に四回会ったことがあると話した。

「本当のところは分からないけど、子どもを虐待するような人たちには思えなかった。子どもの骨折が分かった時も、僕自身、なかなか信じることができなかった。だから今日、母親の電話を受けて、彼女が正しいかもしれないと思ったんだ。この子が骨形成不全症の可能性はあるだろうか？」

私は、確かにあり得ると答えた後、こう付け加えた。

「残念ながら、このような例では、ほとんどの場合どちらかの親が子どもを殴っていることがほとんどなんだ。でも、診断が間違っていたために、子どもたちが保護施設に入ることになったケースに関わったこともある。本当に悲惨な話だよ。ところで、今回レントゲン写真を読んだのは小児放射線科医だったのかな？」

ジェレミーは、最初にレントゲン写真を読んだのは救急救命室の放射線科医で、小児科専門の訓練は受けていなかったと話した。

「骨形成不全症のレントゲン診断は難しくはないと思うけど」

と、彼が言った。

「正常の子どもの骨と違って不鮮明になるね。カルシウムが少なくて骨皮質も薄いから。でも、一般の放射線科医はそれに気づかないかもしれない。まずは、小児放射線科医にそのレントゲン写真を見直してもらうことだ」

と、私は答えた。

すると、彼は更にたずねてきた。

「診断を証明するのに、それだけで十分かな?」

「僕には十分だ。でもニュージャージー州の刑事司法制度全体を巻き込んでいるわけだから、生化学や分子レベルで診断を証明する必要があるだろうね。唯一の方法は、その子の皮膚生検をして、細胞で作られているコラーゲンに異常があるかを確認することだ」

ジェレミーはこの話をリサに伝えた。リサの弁護士は直ちにメリッサの皮膚生検(皮膚の一部を採取する簡単な外科的手技)の許可を得る申し立てを裁判所に行った。事務手続きに数週間かかったものの、メリッサが生後七カ月を少し過ぎた頃、この事件を統括する判事が最終的に承認した。その翌日、メリッサはこの生検の実施を承諾した皮膚科医のもとに連れて行かれ、採取された皮膚組織は骨形成不全症の検査をおこなっているワシントン州シアトル市の検査室に翌日配達便で送付された。

検査室が皮膚細胞の評価を完了するまでに四カ月かかった。最終報告書には、予想通り、メリッサの細胞で作られるI型プロコラーゲン（コラーゲンになる前段階の物質）に異常があると記載されていた。そして、検査室が出した結論は、上記の異常により、この皮膚組織の子どもは骨形成不全症Ⅳ型（重症型と軽症型の間の型）であるというものだった。

裁判所の指示でメリッサの後見人を務めていたソーシャルワーカーが検査室からの報告書を受け取ったのは、メリッサが間もなく一歳を迎える頃だった。その瞬間から司法手続きが急速に進められた。翌々日には聴聞会《ちょうもんかい》が開かれ、判事はこの新しい情報を受けて、子どもは直ちに母親の元に戻されるべきと判断した。メリッサは十一カ月間暮らした里親の家を出て、この少女にとっては他人に近い母親の家に戻った。

この一家が私の診察室を訪れたのは、メリッサが母親の元に戻ってから一週間と少しが過ぎた頃だった。自分にとって唯一の家から引き離された子どもが新しい生活になじむのは難しいだろうと予想されたが、メリッサは元気な様子だった。両親と私が骨形成不全症とメリッサに将来起こり得る問題について話している間、メリッサはおもちゃで満足そうに遊んでいた。私は病気の様々な性質について説明した。

「生まれて数週間のうちに多くの問題が起こったからといって、メリッサが今後も何回も骨折するとは必ずしも言いきれません。出生直後から複数の骨折があり、数カ月間は骨折を繰り返したものの、その後は一度も骨折していない子どもたちも見てきました。一方で、一、二歳までは骨折しなかったのに、その後毎年六、七回の骨折を繰り返すようになった子どももいます。メリッサがどうなるのかは、誰にも予測はできないと思います」

「この子が私たちと暮らしているときは四回も骨折が起こったのに、里親と一緒にいる間は一度も骨折しなかったのは不思議ではありませんか？」

と、父親がたずねた。

非難めいた口調から、私は彼がまだ元妻に罪を負わせようとしているように感じた。

「少し不思議ではありますが、聞いたことがない話ではありません。更に言えば、その後に骨折していないかどうか確かなことは分かりません。診断されていないだけで、骨折している可能性もあります。骨形成不全症のお子さんには珍しいことではありません。はっきりと確認するには全身骨検査しかありません」

（この面談のあと全身骨検査をおこない、里親の家にいる間にも背骨に「痛みを伴わない」圧迫骨折が二回起こっていたことが分かった。このレントゲンを読んだ同僚の小児放射線科医は、外傷が原因の骨折ではないとの考えを示した）

「メリッサの病気は、救急救命室で診断されるべきだったのではないでしょうか？」

と、母親がたずねた。

私は口ごもった。その日、彼らがやってくる前に、救急救命室で撮影された最初のレントゲン写真のコピーを手に入れて、同僚の小児放射線科医と確認した。私は患者の年齢を伝えただけで病気に関する情報は何も話さなかったが、彼は写真を見ると、

「骨量減少が広がっているし、頭蓋には明らかに縫合骨が見える。この子は骨形成不全症だね」と言ったのだった。

「そうですね」

ついに口を開いて私は答えた。

「もしも小児放射線が専門の医師がレントゲン写真を読んでいたら、その時に診断をつけることができていただろうと思います」

「そしたら、今回起こったことはすべて避けられていた」

リサが悲しそうに言った。

私はそれには答えなかったが、私も同じ気持ちであることは彼女に伝わっていた。

ムーア一家が最初に私の診察室を訪れてから三カ月が過ぎた。これまでに、メリッサに新たな骨折は起こっていない。感情的にも三人は何とか落ち着いているようで、親権を得た母親とメリッサとの間にかすかな絆も生まれている（父親のバリーは週末に面会する権利を得ている）。メリッサの将来については誰にも予測はつかないが、それぞれが、なんとかうまく乗り越えていくだろうと私は想像している。

最初の出会い以降、私はムーア一家が苦しんだ悲劇的出来事について何度も考えた。言うまでもなく、この子どもは人生で最も重要な最初の一年を両親から引き離されて過ごした。両親はお互いに疑惑と不信感を抱いて別れ、二度と修復できない状態になった。母親は仕事と友達を失くし、最後には自らの尊厳も失った。すべては、救急救命室でおこなわれるべき診断がおこなわれなかったために起こった。

振り返ってみると、これは虐待事件であったと言える。親が子どもを苦しめる虐待ではない。行き過ぎた制度が罪のない家族を苦しめた虐待だった。

後記

ニュージャージー州北部の病院の救急救命室で、メリッサが母親から引き離されて十年の歳月が流れた。彼女の両親は相変わらず親しい仲とは言えないが、今はお互いに、少なくとも礼儀正しく接している。相手が娘を骨折させたのだという疑いが事実無根だったと分かり、二人は互いに許し合うことができた。しかし、メリッサの親権を奪われていた時期に二人の間に生まれた怒りと敵意により、二人が友達になることは永遠にないだろう。母親のリサは私に何度もこう言った。

「悔やんでも、悔やみきれません」

二人はそれぞれ再婚し、父親のほうは子どもを二人もうけた。今のところ、リサは子どもを作る勇気を持てないでいる。リサとバリーの遺伝子検査の結果、メリッサのＣＯＬ１Ａ１遺伝子（Ｉ型コラーゲンを作る役割を担う二つの遺伝子の内の一つ）の変化は偶発的に生じたものであり、再び骨形成不全症の子どもが生まれる確率は一％未満だと私は彼女に説明したが、どうも私を信じてくれていないようだ。だが彼女が経験したことを考えると、誰も彼女を責めることはできないと思う。

メリッサの誕生後、重症だが少なくとも新生児期を生き抜くことができる病型の治療法が大きく進歩した。一九九八年、医学誌『ニューイングランド・ジャーナル・オブ・メディシン』に画期的な論文が発表され、カナダのモントリオール市のフランシス・H・グロリューと共同研究者らがパミドロネートという薬剤を用いて、重症の骨形成不全症の子どもたちの治療に成功したと報告した[1]。これは、より一般的に使われているフォサマックス（アレンドロン酸ナトリウム）と同じビスホスホネートで、骨吸収《こつきゅうしゅう》（骨を破壊する働き）の速度を抑える薬剤である（骨は静的で構造も安定しているように見えるが、実際には非常に動的で、常に破壊され、再構築されている。古い骨を吸収し新しい骨を形成する速度は遺伝子により厳密に制御されている）。約一年間の投薬の後、モントリオールの研究グループは重症の骨形成不全症の子どもたちの骨密度が上昇したことを証明できた。これにより骨折回数が著しく減少し、その結果、歩行機能が改善した。この研究とその後の数々の研究の結果、パミドロネートを用いた治療は、より重症な骨形成不全症の子どもと成人に対する標準治療となった。

しかし、生後二週間のうちに多くの骨折が起こったメリッサは、パミドロネート治療の候補にはならなかった。驚くことに、母親の元に戻って以来、メリッサには一度も骨折が起きていない。診断確定後に私が家族に話したとおり、私はこのような患者を他にも知っている。骨形成不全症は扱い難い疾患なのだ。生まれてから思春期までの間に、何回もの骨折を定期的に起こす患者もいる（通常、思春期以降は休止する。これは、テストステロン〈男性ホルモン〉とエストロゲン〈女性ホルモン〉が骨の密度を安定させるためである。女性は閉経後に再び骨がもろくなるが、男性は骨折が再発することはほとんどない）。メリッサのように、生後すぐに多くの骨折が起こるが、一、二年が過ぎるとほとんど起こらなくなる患者もいる。そして、二歳の誕生日までは一度も骨折しなかったのに、その後何十回も骨折が起こる患者もいる。なぜそんなことが起こるのか訳が分からない。また、患者の病気の経過を予測可能にする遺伝子型（COL1A1遺伝子とCOL1A2遺伝子の変異が起きた場所）と表現型（実際に起こる症状）の間にも密接な相関関係はなさそうである。

メリッサは極めて順調な成長を遂げている。I型コラーゲンの異常により成長が妨げられている他の骨形成不全症の子どもたちに比べて、メリッサは身長の伸びも良く、成長曲線の五十パーセンタイルと七十五パーセンタイル（百人の中で身長が低い順から数えて五十番目から七十五番目）の間に入っている。これは少しおかしな話である。生後間もなく複数の骨折を起こし、皮膚生検の細胞を用いたDNA検査と生化学的検査により間違いなく骨形成不全症IV型と判明しているにもかかわらず、現在のメリッサの姿と母親の元に戻って以降の経過を改めて見てみると、まるで病気が治ってしまったかのようだ。もちろん、そんなことはない。我々は彼女が齢を重ねる毎に注意深く見守って行かなければならない。しかし差し当たり、私は彼女は十分に健康な生活を送るだろうと思う。

メリッサの事件は、臨床遺伝専門医の別の役割に光を当てている。頻繁に謎の解明を求められる私たちは、かすかな症状や徴候を見いだし、それらを組み立てて診断に集約する医療探偵の役割を演じる。現代の臨床遺伝学の英雄の一人は、アーサー・コナン・ドイル卿《きょう》の小説に登場する名探偵、シャーロック・ホームズだ。小説の一つ、『花婿失踪事件』の中でホームズはこう言っている。

「ものを知るのが僕の仕事ですから。おそらく僕は他の人が見逃すようなものを見る訓練を積んできているんでしょう」

これこそ、臨床遺伝学の「真言《しんごん》」である。

こう言う人もいるだろう。救急救命室の医師たちがＤＹＳＦに連絡する前に遺伝学的助言を求めていたら、メリッサの人生の最初の一年に起こった不幸は回避できていたはずだ、と。私が思うに、我々臨床遺伝専門医はこの役割において十分に活用されていない。医療の難題を解決するために我々を利用することは、別の専門領域の医療従事者にとっても、そして何よりも、解決していればわが子を里親に渡さずに済んだであろうムーア一家のような家族にとっても助けとなり得る。このように、難題を解決する我々の能力は時に素晴らしいものとなる。しかしながら、時には災いともなる。

第三章　同窓会

最初に郵便受けにその封書を見つけたとき、私は受け取らなかったことにして捨ててしまいたい気持ちが強かった。学生時代を共に過ごした友人たちとの付き合いが途絶えて二十年近くが過ぎた今、二十年目の同窓会は歯医者と同じくらい避けたい場所だった。封筒を開けて中身に目を通した後も、机に山積みになった書類の上に無造作に置いて、考え直す気もなかった。

しかし数日後、かつてルームメイトだったアンディー・ベネットから突然の電話を受けた。

「招待状は届いているかい？」

と、彼がたずねた。

「ああ、ワクワクするね」

「僕は妻のデビーと子どもたちを連れて行くよ」

「アンディー、飛行機代に二千ドルと片道に半日かけてまで、ニューイングランドの『わきの下』に戻ろうなんて、本気で言ってるんじゃないだろうね？」

私は懐かしい言葉を口にした。大学三年の時、街のイメージアップを狙ったくだらないキャンペーンがあり、ウースター商工会議所がスポンサーになって街にピッタリのニックネームをつけるコンテストが開催された。私たちはこの名前で応募したのだった（結局これは選ばれなかった）。

「君がそう言うなら考え直さなきゃいけないかもな」

彼はそう言いながらも、自分が若い頃に暮らした場所を子どもたちに見せたくて、夫婦で東海岸への旅行の機会をうかがっていたと説明した。偶然にも、同窓会の日程は彼らの都合にピッタリなのだという。

「僕たちが行くなら、君も考えてみるかい？」

と最後に彼がたずねた。

私は、本当に彼が家族で遠路はるばるマサチューセッツ州に行くというなら、私は家族と一緒に、あの大層ご立派なウースター・ホリデイ・インのロビーで出迎えると約束した。

アンディーと私は卒業までの三年間ルームメイトだった。大学から通りを二、三本隔てたところにある、壊れかけた安っぽい三階建てアパート（ニューイングランド地方独特の建築様式）の二階に住んでいた。住居と自分たちだけの生活で生じるすべての責任を共有するだけでなく、四年生の一学期目にアンディーはロースクール（法律専門家の養成を目的）を、私はメディカルスクール（医師の養成を目的）を次々と不合格になるというひどい経験をする中でお互いを支え合い、私たちはとても親しくなった。

二人ともなんとか行き先が決まり、卒業後、アンディーはシカゴへ移り、そこでデビーと出会って結婚した。私は、アイルランドのダブリンにある王立外科医学院に入った。ロースクールを終えた後、アンディーとデビーは最終的に西海岸のシアトル市に落ち着いた。アンディーはそこで大きな弁護士事務所に職を得たのだった。一方の私はアイルランドに一年間だけ滞在した後、ニューヨークのアインシュタイン医科大学（メディカルスクール）にどうにか合格し、妻のベスと共にアメリカ北東部に根を下ろすことになった。最初の数年は、私たちは電話や手紙で連絡を取り合っていたが、十二年ほど前からだろうか、日常に追われて連絡が途絶えた。こうして同窓会の招待状が届くまで、ベスも私もベネット夫妻とは疎遠《そえん》になってしまっていた。

結局のところ、ベスと私がウースター・ホリデイ・インのロビーに到着した時、待っていたのはベネット夫妻の方だった。月一回の二分脊椎《にぶんせきつい》外来がその金曜日の午後にあったため、五時過ぎまで病院を離れることができなかったのだ。帰宅して車に荷物を積み込み、子どもたちを追いかけ回して車に乗せ、高速道路へ向かう頃にはすでに七時近くになっていた。やっとホテルに到着した時には、十時を少し過ぎていた。

アンディーとデビーはすでに子どもたちを寝かしつけていた。私たちはチェックインを済ませ、二人を誘って自分たちの部屋に向かった。ベスが子どもたちを寝かしつけている間、デビーとアンディーと私は空白の時を埋めるべく語り合った。彼らの生活はまさにおとぎ話のようだった。アンディーは数年前に、勤務している弁護士事務所の共同経営者となり大金を稼いでいた。デビーは小学校教諭として訓練を受けたが、今は休職して子ども二人の子育てに専念している。そして、美しいピュジェット湾を眺める千二百坪の土地に建つ大豪邸で暮らしている。

彼らの生活は申し分なかったが、一つだけ気にかかることがあった。それは、二番目の子どもであるレベッカに何らかの問題があり、二人はそのことで苦労しているようだった。デビーによると、レベッカは三歳半になるが、エリック（十歳の兄）の時に比べて発達がかなり遅い。二十カ月になるまで歩くことができず、現在も動きがぎこちなく協調がとれていない。二歳近くまで一言も言葉が出ず、今でも二語文は話せない。

しかし、デビーがどれほど娘のことが心配なのか説明を始めると、アンディーがさえぎった。

「何一つ問題はないよ」

彼は作り笑いを浮かべてベスと私に説明した。

「出だしが遅いだけだよ。小児科の先生もそう言っていただろ、デビー」

彼女は目をそらしたが、アンディーは話を続けた。

「小児科医が隅々まで診察して、血液検査もした上で、何も悪いところはなかったと言ったんだ。問題ないと確信しているし、時間が経てば必ず成長が追いついてくると言ってくれたよ」

そして、妻に向かってこう言った。

「どうしていつも君は何もかも悪い方に考えるんだろうね」

二人の口論のせいか、私たちの会話も弾まなくなった。彼らの体はまだ西海岸時間のままだったが、東海岸のウースターではもう真夜中に近く、ベスも私もすっかり疲れていた。翌日の土曜日は盛りだくさんの一日になる予定だった。正午から大学の構内で卒業生全員とその家族が参加するバーベキューがおこなわれ、午後にはツアーやイベントが目白押しで、夜はホテルに戻ってパーティーだ。私たちは明朝十一時頃にホテルのロビーで待ち合わせることにした。


レベッカに何らかの問題があることは、ロビーで一目見た瞬間に分かった。家族の誰とも似ておらず、兄や両親よりもずっと太っていて、目はうつろだった。私はおしゃべりしてみようと他愛もない会話に引き込もうとしたが、レベッカは何も答えず母親のデニムスカートの後ろに隠れてしまった。

「怖くないのよ」

デビーは娘の肩を抱いて優しく言った。

「ママたちのお友達のボブよ。やさしい人よ」

しかし、両親がどんなに言っても、レベッカは前に出てこなかった。

大学構内へ向かうため、ベスが運転するワゴン車に二家族が寿司詰め状態になりながらも、私はひそかに情報を集めた。アンディーは話のついでに、レベッカが大変な大食いで、兄のエリック以上にたくさん食べるのだと言った。デビーは、レベッカもエリックもとても健康で、病気をしたこともないと話した。

「病院に行ったのは二人合わせても一度きりなの。レベッカが赤ちゃんの時に余分な指を取る手術をした時だけよ」

彼女は淡々と言った。

「生まれつき指の本数が多かったのかい？」

私はそうたずねながら、それが何を意味するか直ちに理解した。

「そうだよ」

と、アンディーが答えた。

「足の指も多かったんだ。分娩室でそれに気づいたのはデビーだけでね。彼女は産科医に、『赤ちゃんの手の指と足の指は合わせて二十本のはずじゃないの？』って聞いたんだ。想像できるかい？　他の誰もそのことに気づかなかったんだよ」

不審に思われてはいけないので、私はその時点で話題をレベッカから別のことに移したが、それまでの情報で十分だった。この小さな女の子には明らかに問題がある。そして私が次にしなければいけないことは、この情報に自分がどう対処すべきか考えることだった。

臨床遺伝専門医である以上、このようなジレンマから逃れることはできない。研修中には、かすかで、共通点のない徴候――例えば、肥満、多指症（手足の指が多い）、発達の遅れといった状態――を探し出し、ジグソーパズルのように組み合わせて一つの絵を作るのだと教えられた。このような訓練により臨床遺伝専門医としての問題への取り組み方を学んだおかげで、私はどこへ行っても、誰に会っても、どんな状況でも、特徴を観察し、異常を見つけ、症状リストを完成させて、診断を下さずにはいられない。

診察室の外でこのような診断をつけた場合、その後にジレンマが生じる。臨床遺伝専門医は他の医療専門職と異なり独特である。診断結果が患者を越えて拡大する。すなわち、私たちが扱う病気は遺伝するという性質を持ち、親から子に伝わることも多いため、遺伝性疾患の診断は患者だけでなく、患者の子ども、兄弟姉妹、両親、その他の血縁者に影響を与える。では、父親と一緒に大型スーパーマーケットを歩く三歳児がウィリアムス症候群（七番染色体の微細な欠失により起こる疾患）であるとか、ヤンキースタジアムで目の前に座っている男性がトリーチャー・コリンズ症候群（伝音性難聴〔神経ではなく音を伝える器官が原因の難聴〕と顔面奇形を引き起こす遺伝性疾患）であるとか、小児科の研修医が筋強直性ジストロフィー（親から子に伝わる筋ジストロフィー症の一つ）であるとか、大学時代のルームメイトの娘がバルデー・ビードル症候群であると強く疑う場合、臨床遺伝専門医の私はどうすればいいのだろうか。どのような法的責任があるのか。そして更に重要なのは、どのような倫理的責任があるかということだ。

残念ながら、これらの質問に対して自分が満足できる答えはまだ見つかっていない。実際、大型スーパーマーケットの子どもの両親にも、ヤンキースタジアムの男性にも、私は何も言わないことにした。小児科の研修医にはやっとの思いで声をかけ、神経内科に診てもらうことを勧めたが、筋強直性ジストロフィーではないかと心配していることを彼女に伝えることはできなかった。しかし、ウースターでのあの日、真っ向から否定している旧友に、たった一人の娘にある病気の可能性があると伝えることのリスクと利点を頭の中であれこれ考えていると、私のジレンマは次第に強くなっていった。その病気は肥満や多指症や発達の遅れを引き起こすだけでなく、やがて視力を失ったり（視力が徐々に低下する網膜色素変性症《もうまくしきそへんせいしょう》のため）、腎不全を発症する可能性があることや、遺伝性であるために、夫婦の次の子どもにも同じ病気が出る可能性があった。その日の夕方、四時間近くも伝えるべきか否か心の中で葛藤した末に、私はついに結論を出した。午後の催しが終わりに近づいた頃、私はデビーに散歩に付き合わないかと誘った。午後の催しのほとんどがおこなわれていた芝生の会場を背に歩きながら、レベッカがバルデー・ビードル症候群ではないかという私の考えを伝えた。

「一〇〇％そうだと確信があるわけじゃないよ」

私は説明した。

「ただ、肥満、多指症、発達の遅れはすべて当てはまるんだ。少なくとも、目と腎臓の検査は必要だと思う」

デビーはこの話に取り乱すよりも、むしろホッとしたような様子だった。無理もない。娘には何らかの問題があると確信していた彼女にとって、夫や小児科医が言うように自分の頭がおかしくなったわけではなかったと分かったのは、ある種うれしいことだった。しかし、ホッとしたのも束の間で、私が病気に関連する長期的な問題を伝えると、目に涙があふれた。彼女が気を取り直すまで、二人とも黙ったままだった。やがて、彼女がたずねた。

「アンディーには、どうしたら？」

さらに長い沈黙の後、私は答えた。

「僕から話した方がいいね」

真夜中を過ぎ、ホリデイ・インの大宴会場のメインイベントである私たちの学年のパーティーが終了した。ホテルのバーでアンディーと私は二人きりでビールを飲みながら、遥か昔の暗い過去の思い出を静かに語り合っていた。時間も遅くなっていた。これ以上この難題を先延ばしにはできなかった。ついに私は踏み込んだ。

「アンディー。レベッカのことだけど、ちょっと気がかりなことがあるんだ」

「なんだよ？」

唐突に話を切り出されて、アンディーは明らかに困惑していた。

「デビーが感じていることは、正しいと思うよ。あの子には何らかの問題があると思う。バルデー・ビードル症候群と呼ばれる病気かもしれないと思うんだ。この病気では、多指症と発達の遅れ、肥満、そして視力に問題が出る。いくつかの検査をする必要があるんだが——」

「何を言ってるんだ？」

アンディーは半ば叫ぶように言った。物静かな態度は一変した。

「何の問題もない。小児科医が徹底的に調べて、何も悪いところはないと言ったんだ」

「普通の病気ではないんだよ。一般の小児科医が知っているような病気じゃないんだ」

「へえ、つまりお前は、ウチの小児科医よりも物知りだって言いたいんだな。アメリカのメディカルスクールに入学すらできなかったくせに。娘と数分過ごしただけで、赤ん坊の頃からずっと診てくれている小児科医よりも自分のほうが分かっていると言うのか？」

アンディーは怒りをあらわにして立ち上がっていた。

「何が分かると言うんだ。他人の事に首を突っ込むんじゃない！」

そう言って背を向けると、さっさとバーから出て行った。


翌朝、私たち家族が朝食に下りた時には、ベネット一家はすでに去ってしまった後だった。私が思うに、彼らはホテルをチェックアウトして、アンディーが成長期を過ごした場所を巡る旅に出発したのだろう。あの同窓会から四カ月が過ぎたが、彼らからは何の連絡もない。

ウースターから帰宅して以降、別の対応をしていたら、もっとましな結果になっていたのだろうかと何度も考えている。レベッカの小児科医の名前と電話番号をデビーに聞いて、私の懸念をその医師に直接伝えるべきだったのかもしれない。もしかすると、バルデー・ビードル症候群に関する情報をデビーに郵送し、彼女に対応を任せれば良かったのかもしれない。あるいは、アンディーに言われたように、他人の事に首をつっこむべきでなかったのかもしれない。このうちのどれかをおこなっていれば彼の反応が違っていたかどうか、私には分からない。

結局分かったのは、どの対応にも正解も間違いもないということだ。そこにあるのは、落胆と怒りと、旧友を失ったという不幸な現実だけだ。

後記

あの同窓会以来、アンディーとデビーには会っていないし、連絡もない。レベッカがバルデー・ビードル症候群であることが判明したかは分からない。同じ病気を持つ可能性がある子どもが他にも生まれたのかどうかも分からない（バルデー・ビードル症候群は常染色体劣性遺伝形式で遺伝する。つまり、子どもが病気を発症するには、両親それぞれから機能していない遺伝子を一つずつ受け継ぐ必要がある。保因者であるその両親は身体的には健康だ。しかし、二人の間に生まれる子どもは、それぞれ四分の一の確率で病気を発症する可能性がある）。私たちの関係があのように終わってしまったのは悲しいが、私は正しいと考えたことをおこなった。従って、その結果を背負って生きていくしかない。

あれから何年も経つが、レベッカ・ベネットで経験した状況と同じことが起こった場合にどうすれば良いのか、私は未《いま》だにまったく分からない。ただ顔を見ただけで診断できてしまうことは、相変わらず良いことでもあり困ることでもある。その病気がその人にとって深刻な影響を及ぼす場合は特にそうだ。

一つ例を挙げてみよう。ここ数年私を悩ませている問題がある。地元のケーブルテレビ局の「ニュース12ウェストチェスター」という番組で天気予報を担当している感じのいい男性がいるが、その顔には明らかにクルーゾン症候群の特徴がある。これは、A・C・シェリダンの病気である ファイファー症候群と似た(より軽症ではあるが)遺伝性疾患で、特徴的な顔貌《がんぼう》と頭蓋骨の早期縫合《ほうごう》癒合《ゆごう》を呈する。縫合線の早期癒合により頭蓋内の圧力が高くなる結果、頭蓋骨の後方にある開口部で脊髄《せきずい》と脳をつなぐ脳幹《のうかん》が大後頭孔《だいこうとうこう》からはみ出てしまう脳幹ヘルニアとなる。

脳幹ヘルニアは、突然死を招くこともある。これは、メル・ブルックス監督の『ヤング・フランケンシュタイン』という映画のアイゴール役に代表される有名な俳優、マーティー・フェルドマンに起こったことではないかと思う。彼は目が突出しているなど、クルーゾン症候群の典型的な顔貌を示しており、四十八歳の時、就寝中に突然死した。フェルドマンの死は、彼の基本病態と直接関連して起きた脳幹ヘルニアが頭蓋内圧を上昇させた結果だと私は考えている。

マーティー・フェルドマンのたどった運命と私のかつてのルームメイトの反応を知った上で、

会ったことさえもないニュース12の天気予報士がクルーゾン症候群で、そのためリスクを抱えていると感じたことに対して、私はどうすれば良いのか。彼に電話をして私の心配を伝えるべきか。電子メールや手紙を送れば良いのか。彼は何年間もニューヨークの大都市圏に住んでいるから、すでに医師の診察を受けて診断がついているだろうと思い込むべきか。あるいは、アンディーの教えにしたがって、他人の事に首を突っ込まないでおくべきか。

良し悪しは別として、ベネット一家との経験が、このジレンマに対する私の対応に影響を与えたことは認めざるを得ない。ニュース12の天気予報士のことは、自分の胸にしまっておくことにした。しかし、私は毎晩必ず地元のニュースを見ることにしている。自分が住む地域の活動に高い関心があるからではない。その天気予報士が元気でいることを確認するためである。

第四章　スコッティーの葬儀

最終的に葬儀場に車を乗り入れるまでに、私は敷地の周囲を車で三周した。

「なんで俺はこんなことをしてるんだ?」

私は大声で、何度も自分に問いかけた。

「俺なんかが来るべき場所じゃないのに！　たいした知り合いでもないくせに！」

その一つ一つに私はこう反論した。葬儀に出席するとトンプソン夫妻に約束したじゃないか、と。こうして自分自身を説き伏せて、気は進まなかったがもう一度入り口へと車を進め、右折して敷地内に入ると駐車できる場所を探した。

それは、ある最悪の週の土曜日のことだ。週始めの日曜日には、私の患者で、ジャルコ・レヴィン症候群と呼ばれる稀《まれ》な種類の小人症《しょうじんしょう》だった女児が、新生児集中治療室で亡くなった。生後二週間が過ぎた頃、胸を形作る骨の異常で普通より小さかった肺が、生まれてからずっと人工呼吸器につながれていたにもかかわらず、ついに機能を失ってしまった。私たちは歯がゆい思いでいっぱいだった。何が問題か十分に分かっていたのに、手の施しようがなかったからである。

月曜日の午後には、大学病院の新生児室でダウン症候群の特徴がある新生児を診察し、その両親に遺伝カウンセリングをおこなった。その日と翌日の二日間にもわたる長くもどかしい話し合いの末、二人は赤ん坊を児童保護施設に委《ゆだ》ねることに決めた。この話し合いで私は打ちのめされた。赤ん坊の擁護者《ようごしゃ》になれなかったことは、その子への裏切りのように感じた。それと同時に、遺伝カウンセリングの場に自分の感情を持ち込み、両親の希望に耳を傾けることなく、彼らがすべきだと私自身が思うことを伝えてしまい、彼らが困っている時に役に立つことができなかった。

これらの出来事に加えて、その週は他にも複数の患者の容態が悪化した。私が二分脊椎外来で診ている子どものうち、二人が脳室腹腔《のうしつふくくう》シャント（脳室と腹腔をつなぐプラスチックの管で、脳の周囲に溜まる過剰な水分を排出することで水頭症《すいとう》を治療する）で感染症を起こし、抗生物質を大量投与したにもかかわらず、治る気配がなかった。そして火曜日には、数カ月前に誕生した時からずっとかわいがっているダウン症候群の男の子が定期検診にやってきたが、体中に点状出血（皮膚の赤い斑点）が見られた。その後の二日間にわたる検査で、急性巨核球《きょかくきゅう》性白血病と呼ばれる予後《よご》（回復の見通し）が悪い悪性の血液疾患であることが分かった。これらの出来事があり、木曜日は希望も自信も失くして帰宅し、自分が誰かの役に立っているとも思えず、何年ぶりかで真剣に職業を変えることを考えた。

その夜、十時を少し回った頃、診察室を出て数時間が過ぎて少しだけ気持ちが回復した時、電話が鳴った。スティーブ・トンプソン氏だった。彼は、数時間前に息子のスコッティーがブロンクスビル病院の救急救命室で死亡宣告を受けたと告げた。

「最期《さいご》は先生に聞いていたとおりでした」

と、彼は涙をこらえながら言った。

「息子は呼吸を止めただけでした。救急救命室に到着した時には、すでに亡くなっていました」

ジャルコ・レヴィン症候群の患者の死と同様に、これは思いがけない知らせというわけではなかった。スコッティー・トンプソンは13トリソミーという染色体異常症だった。この赤ん坊は九〇%が生後一年以内に死亡する。

「ナンシーはどんな様子ですか？」

と、私はたずねた。

「精神的にかなりまいってます。僕も彼女も、どちらもまいってます。でも、先生にはお伝えしておきたくて」

私はため息をついた。

「スティーブ、本当に残念です。何か慰めになることを言えればいいんだけど。でも、あらゆることを検討した上で、結局これが一番だったと思います」

スティーブも同じ意見だったが、こう付け加えた。

「それでも、辛いです」

電話を切った後、その夜はトンプソン一家について、五週間前に大学病院の新生児集中治療室（NICU）で初めて出会った時からこれまでに彼らの身の上に起こったすべての出来事について考えて過ごした。


あれは、木曜日の午後だった。もう身支度をして帰ろうとしていた時、診察室の電話が鳴った。大学病院のNICUの責任者であるローラ・ケニオン医師だった。彼女は、先天性に奇形の多発した赤ん坊がブロンクスビル病院から転院してきたところだと説明した。

「呼吸困難を起こしているから、挿管《そうかん》して人工呼吸器につなぐかどうか今夜のうちに決定しなくちゃいけなくなると思うんだけど、もしも致死的な病気だったら、それはしたくないから」

ローラの声の様子から、稀な遺伝疾患の救急状態だと分かったので、すぐそちらに行く、と伝えた。

待ち合わせ場所だったNICUの前でローラは私に無菌衣《むきんい》を渡すと、NICU用語を使って説明を始めた。

「SGA満期産で五時間前にブロンクスビルで誕生、母親は三十二歳初妊婦《しょにんぷ》」

翻訳すると、赤ん坊は妊娠期間を満たして生まれたが、満期産にしては小さい、母親にとって初めての妊娠であった、という意味である。ローラは説明を続けた。

「先天奇形と呼吸困難があって、こちらに送られてきたの」

病室に案内されて、私は無菌衣を着用した。

「妊娠経過に特に変わったことはなかったし、六時間かかった分娩《ぶんべん》にも問題がなかったのに、生まれたのはこの子だったの」

私たちは部屋の中のラジアント・ウォーマー（新生児を保温しながら処置するためのベッド）の一つに近づいた。そこで初めて私はスコッティー・トンプソンに対面した。見た瞬間、次の三つの点に気づいた。一つ目は重度の呼吸困難であること。手も唇も酸欠のため青くなっていた。二つ目はローラの説明にもあったとおり、明らかな先天奇形があること。そして三つ目は、これら二つの深刻な問題とは別に、頭全体がこれまでに見たことがないほど鮮やかな赤毛に覆《おお》われていたことだ。

私はすぐに診察を始めた。スコッティーには一般とは異なる特徴がいくつも見られた。やせ細った体、小頭《しょうとう》（頭が異常に小さい）、前方に傾斜した額、小眼球（眼球が本来よりも小さい）、かぎ鼻、変形して低い位置にある耳。また、両手両足の指が六本ずつ、ペニスは小さく、小さな陰嚢《いんのう》の中にはまだ精巣《せいそう》が降りてきていなかった。赤ん坊の外見が私の第一印象を裏付けた。

「この子は13トリソミーだね」

私は隣に立っていたローラに言った。

「間違いない？」

と、ローラはたずねた。

「カルテにそう記入してもらって構わないかしら？」

ローラの質問には重要な意味があることを私は理解していた。新生児専門医として、赤ん坊が13トリソミーであると臨床遺伝専門医の確認を得ることは、延命のための積極的におこなうべきあるいはおこなえる治療がないことを意味する。なぜなら、13トリソミーの赤ん坊は生命予後が非常に悪い（長生きできない）ため、私の診断を受けて、ローラはスコッティーの呼吸がさらに悪い状態になった場合でも、人工呼吸器につなぐよう指示を出さないことになる。たとえ今後の検査で生命に関わる異常が見つかったとしても、外科的処置を無理におこなうこともない。つまり、非常に大きな責任が私にかかっていることになる。そのため、こういう場合にいつもしているように、私は断定的な言い方を避けた。

「まず間違いないと思うよ」

ローラにとって、まず間違いない、は満足な答えではないと私は十分に分かっていたが、あえてそう答えた。

「一〇〇%確実な答えを出したければ、染色体検査をするしかないね」

「でも染色体検査は結果が出るまでに少なくとも一日は必要でしょ。私は今夜答えが必要なの」

「じゃあ、一つ確認させてもらうよ」

私は穏やかに言った。

13トリソミーには極めて特徴的な（診断に使える）所見《しょけん》があることを私は知っていた。私は赤ん坊の後頭部の頭皮を生理食塩水に浸したガーゼで拭きながら、皮膚を確認していった。その特徴は後頭部左側にすぐに見つかった。皮膚に小さな穴が二つ空いている。びっしり生えた赤毛に隠れて誰にも気づかれていなかったが、これらが赤ん坊の運命を事実上決定づけるものとなった。私は言った。

「先天性皮膚欠損《けっそん》だ。頭皮に打ち抜き状欠損がある。これで診断が確定できる。いずれにしても染色体検査はするけど、疑う余地はないよ。この子は間違いなく13トリソミーだ」

私は赤ん坊のカルテに記入するため、ナースステーションに向かった。ちょうど半分ほど記入した頃、病棟の事務スタッフから、赤ん坊の父親が到着し、ローラ・ケニオン医師の診察室で私を待っていると告げられた。私はカルテを置くと、診察室に向かった。

スティーブ・トンプソン氏はローラの診察室の長椅子に座っていた。おびえた様子だった。私は自己紹介をして、ローラの机の椅子に座り、気分はどうかとたずねた。

「良くないです」

彼は私と同じ年頃だが、まるでひどい取り調べでも受けてきたかのように、服はしわだらけで顔は青ざめ、ひどい寝不足のように見えた。

「別の病院で、赤ん坊にたくさん問題があると聞かされました」

私はうなずいた。

「息子さんは13トリソミーと呼ばれる状態だと思います」

「それは何ですか？」

と、彼はほとんど表情を変えることなくたずねた。

「体を作るすべての細胞で、染色体が一本余分に存在するために起こる状態です。その余分な染色体により、あらゆる種類の先天異常が起こります。表に見えるものも、体の内部のものもあります」

彼の目に涙があふれ始めていた。

「何……、何……？」

彼がなんとか口にできた言葉はそれだけだった。

私は質問を待たずに話を続けた。

「残念ですが、今後の見通しは良くありません」

私はこれらの言葉を事務的に、目を合わせないようにしながら口にした。

「ほとんどの13トリソミーのお子さんは、最初の誕生日を迎える前に亡くなります。多くは生後二、三カ月以内です。一歳を超えて生存する可能性は一〇％未満です」

私はここで話を止めた。喉《のど》をしめつけるようなトンプソン氏の泣き声から、私の説明を彼が十分に理解したことは分かったし、これ以上話し続けることは残酷だと思われたためだ。

居たたまれない気持ちで待つ間、時々彼の表情を伺う私も目に涙を浮かべながら、彼の痛みを感じとっていた。やがて、なんとか気持ちを落ち着けたトンプソン氏がたずねてきた。

「間違いないのでしょうか？」

「いえ、一〇〇％確実とは言えません」

と、私は答えた。

「確認のため、血液検査をする必要があります。でも、トンプソンさん、申し上げにくいことですが、このお話をするのは十分な確信があるからなのです。もしも確信が持てなければ、あなたにこんな辛い思いをさせることはありません」

彼はうなずいて、何とか言葉を口にした。

「正直に話してくださって、ありがたく思っています。先生が私に何も隠していないと分かってうれしいです。私たちはこれからどうすればいいんでしょうか？」

「そうですね。新生児専門医のケニオン医師がお話させていただきますが、息子さんは呼吸困難があるので、今夜、人工呼吸器につなぐ必要が出てくる可能性が十分にあります。それについて、ケニオン医師があなたの意向をお伺いします」

彼は茫然と一点を見つめていたので、私はそのまま話を続けた。

「赤ん坊が13トリソミーだった場合、ご両親と医師が話し合って、延命のための積極的治療をおこなわない方針を取ることがよくあります」

「妻と相談せずに、私一人で決めることはできません」

と、彼は答えた。

「それは難しいですね、奥様は別の病院にいらっしゃいますから。お二人のどちらにとっても、相手に頼らず一人で対処するのは辛いですね」

彼はうなずき、その目に再び涙があふれた。

「奥様には、私が電話でお話しすることもできますよ」

そう言って、私はさらに言葉を加えた。

「もしもその方がよければ」

「いえ、妻には私から話します」

「何かご質問はありますか？」

彼はじっと黙っていたが、しばらくして首を振った。

「こんな形でお目にかかることになって残念です。もっと良いお話ができれば良かったのですが」

と言って、私は椅子から立ち上がった。

「これからの数週間は辛い時間になると思いますが、ケニオン医師と私がいつでもお力になります。そのことを忘れないでください。何か質問があったり、話をする必要があれば、いつでもいいのでお電話ください。私はそのためにここにいるのですから」

息子に会うためNICUに入ると、彼は涙をぬぐった。私はガウンの着用を手伝い、彼をスコッティーのベッドに案内した。赤毛の赤ん坊を見て、彼の目に再び涙があふれた。

赤ん坊を見つめる彼を残し、私はその場を離れた。先ほどの話の内容をローラ・ケニオン医師に伝えてから、私はコートを取りブリーフケースをつかむと病院を出た。スティーブ・トンプソン氏の険《けわ》しい顔が、私が長年にわたり赤ん坊のベッド脇に残してきた多くの母親たち、父親たちの険しい顔と並んだ。決して消えることのない記憶である。

スコッティー・トンプソンを人工呼吸器につなぐ必要はなかった。私が訪れてから数時間もたたないうちに呼吸困難が解消したのだ。体内の異常を確認するため、ローラと私はいくつかの検査をおこなった。その結果、心臓も腸も腎臓もすべて正常に機能していることが分かったが、全《ぜん》前脳胞症《ぜんのうほう》という重度の脳の発生異常があり、これにより寿命が短くなることは確実だった。しかしこの異常を除いて、スコッティーは他の乳児とほとんど同じ状態で最初の数日を過ごした。哺乳瓶でミルクを飲み、自力で呼吸し、装置に頼ることなく脈拍と血圧も維持していた。生後三日目に、院内の細胞遺伝学検査室から仮の報告書が届き、検査したすべての細胞で十三番染色体が一本多く存在していたことが確認された。

生後二日目の昼過ぎに回診でスコッティーを診に行った時、トンプソン夫人がベッドの脇に座っていた。小さな赤ん坊を腕に抱き、静かに嗚咽《おえつ》しながら、哺乳瓶から何とかしてミルクを飲ませようとしていた。私が自己紹介をすると、彼女は前日に私が夫に伝えた内容を夫婦で話し合い、息子のカルテに「蘇生《そせい》禁止」指示を記載してもらうよう、ローラ・ケニオン医師に頼むことに決めたのだと話した。

「この子が生きていける可能性はほとんどないと分かっていますから」

トンプソン夫人が説明した。

「スティーブも私も、スコッティーに苦痛を与えるようなことはしたくありません。可能な限り、快適に過ごさせてやりたいと思います」

その最初の出会いの日、私たちは現実的な問題について話をした。私は、スコッティーが生まれて以降、彼女が答えを知りたがっていた様々な質問に回答した。スコッティーの問題は、妊娠中に自分がした何かが原因で起こってしまったのか？（いいえ、と私は否定した。過剰な染色体は、スコッティーを作る元となった精子か卵子のいずれかに存在しており、それはまだ妊娠する前のことで、妊娠後に起こった事柄により結果が変わることは一切ないと説明した。）自分の仕事の影響で赤ちゃんに問題が生じたのか？（彼女は弁護士で、妊娠初期に毎日ウエストチェスター郡からマンハッタンまで電車で通勤していた。私が知る限り、彼女が利用している地下鉄「メトロノース」の乗車が染色体異常の原因だとされたことはないと伝えた。）スコッティーが生まれる前に、産科主治医は異常を見つけるべく何かをすべきだったのではないか？（羊水検査で染色体異常が検出できた可能性はあるが、トンプソン夫人はリスクが高いとは考えられていなかった。つまり、羊水検査を受けるよう紹介される理由が存在していなかった。また、なぜかトリソミーのリスクを検出するためにおこなわれる母体の血液を用いたトリプルマーカー・スクリーニング（母体血清マーカー検査）では、まったくの正常との結果が出ていた。）

その日は二人で一時間ほど話をした。彼女はとても心地良い人で、まるで古くからの友人のようだった。話がそろそろ終わりに近づいた時、彼女はある質問をした。おそらくずっと心にひっかかっていたが、非常にたずねにくい質問だったに違いない。

「これからどうすればいいでしょうか？」

この質問は少し予想外だった。

「どういう意味ですか」

と、私はたずねた。

「スコッティーは私には良さそうにみえます。たくさん問題があるのは分かっていますが、家でできないようなことをこちらでしていただいているわけでもありません。家に連れて帰りましょうか？　それとも何か別の方法が？」

「基本的に選択肢は二つです」

私は注意深く答えた。これは用心しなければならない点であった。これから先、赤ん坊をどうするか決めるのはトンプソン夫妻であり、私でもなければケニオン医師でもなく、赤ん坊に関わるどの医師でもない。私は一切、個人的な偏見で色づけすることなく、情報を伝える必要があった。

「児童保護施設に預けるか、自宅に連れ帰るかのどちらかです」

私は簡潔に説明した。

「預けるとしたら、どうなりますか？」

彼女はたずねた。

「どこへ行くことになりますか？」

私はすでに答えを準備していた。赤ん坊に初めて出会った時からずっと考えていたのだ。

「二つの選択肢があります。この地域の家庭に里子に出すことができます。あるいは、クイーンズ区に小児ホスピスがあります。そこでは余命が半年以下の子どもだけを受け入れています。とても良いところです。ご希望があれば、詳しい情報を入手しますよ。その上で興味があれば、見学の手配もさせていただきます」

「では、家に連れて帰るとしたら、どうなりますか？」

と、彼女は慎重にたずねた。

「そうですね。基本的には、あなたとご主人がすべての世話をおこなうことになります。訪問看護サービスの支援を受けることは可能ですが、ほとんどの時間はあなた方お二人とスコッティーだけで過ごすことになります」

「私たちだけでやっていけると思いますか？」

と、彼女はたずねたが、その口調とまなざしから、家に連れ帰りたいと望んでいることが、さらに言えば、それを必要としていることが、私には分かった。

「私も夫も、介護やそういった経験はありません。私たちだけでなんとか世話ができると先生はお考えですか」

私はうなずいた。

「もちろんできると思いますよ」

「もしもやってみて、うまく行かなかったら？　家には連れ帰ったものの世話ができないと分かったら？」

「決断したからと言って、永久に変更できないわけではありませんよ。やってみてできないと思ったら、その時点でスコッティーを施設に預けることもできます」

その時、一時間の話し合いの中で初めて彼女が笑顔を見せた。私はその瞬間、彼女が心を決めたのだと分かった。

二日後、トンプソン夫妻はスコッティーを家に連れ帰った。この子がこの世で過ごすすべての時間を価値あるものにします、と誓って。スコッティーの生活は平穏ではなかった。日中はずっと眠り、夜中はずっと大声で泣き続ける。ミルクはよく飲んだが、退院から二日後には嘔吐《おうと》が始まった。ひどいお腹の痛みを起こしているように見えた。スティーブとナンシーは毎晩寝ずに交代でスコッティーを抱っこし、なんとか楽にしてあげようと一生懸命だったが、どれもうまくいかない。二人は毎日をゾンビのように過ごしながらも、何ら変わりないような生活を続けた。離れたところで見守りながら、私は彼らがいつまで持ちこたえられるだろうかと危惧《きぐ》していた。

スコッティーの退院後、彼らとは平日はほぼ毎日電話や直接会って話をしていた。このような場合のならいで、私たちは連絡を取り合うごとに親しくなっていった。スコッティーの退院直後は、あのお腹の痛みは明らかになっていない腸の奇形の徴候ではないか、といったことから、次の子どもが13トリソミーになるリスク（再発リスクは次の妊娠以降は一％である）まで、いろいろなことを話し合った。しかし、時が経つにつれ、ほぼ確実に近々訪れるであろう死についての話題へと進んでいった。

「スコッティーはどのような死を迎えるのでしょうか」

生後三週間が過ぎたある日、ナンシーは電話をかけてきて、たずねた。

これは遅かれ早かれ聞かれるだろうと思っていたことであり、私はこの質問を待っていた。スコッティーの死について話すこと、その最期について具体的な質問が出るということは、ナンシーの中で死を受け入れる準備が進んでいることを意味しているからだ。

「おそらく、無呼吸で亡くなると思います」

私は穏やかに答えた。

「つまり、呼吸をしなくなるのです。スコッティーは脳がうまく形成されていないのですが、呼吸は脳によって管理されています。可能性として高いのは、あなたかスティーブがある朝ベビーベッドに寝ているスコッティーを見ると最期を迎えていた、ということになるかと思います」

電話の向こうからは、物音一つ聞こえなかった。

生後四週目に、スコッティーが診察にやって来た。トンプソン夫妻は明るく、わが子が危機を脱したようだと報告した。お腹の痛みは解消され、以前ほど嘔吐しなくなり、他に何の痛みもなさそうだった。そして、二人を大いに安心させたのは、スコッティーが夜に三時間から四時間ほど連続して眠ってくれることだった。

トンプソン夫妻も、その日は危機を脱したかのような様子だった。スティーブは、私が出会って以来もっとも休息をとれているように見えた。息子を抱きながら笑顔を浮かべ、鮮やかな赤毛がまったく抜け落ちることなく、それどころか、どんどん増えて色も濃くなっていると話した。そして、ナンシーも同様に元気そうだった。私は二人が死を受け入れる段階に到達したのだと感じた。彼らはもう大丈夫だと私が思った瞬間だった。

私も、すべて順調に進んでいることを一緒に喜んだ。しかし、スコッティーの診察をしていた時、二人の死の受け入れは決して早過ぎたわけでなく、ギリギリ間に合った状態だったと思い知らされる出来事が起こった。

私の診察はほんの短い時間だったが、その間にスコッティーは無呼吸発作を起こした。約二十五秒間、完全に呼吸を停止したのだ。この症状が起こっている間、皮膚の色はピンク色からくすんだ青になり、濃い青へと変化した後、深い灰色になった。蘇生を始めるべきか、それとも自然に任せるほうが良いのかと思いを巡らし始めていた時、スコッティーは深呼吸をし、数秒で皮膚は血色《けっしょく》を取り戻した。今回は回復したが、もう長くないことは明らかだった。私はスコッティーの死の序章を見たのだ。トンプソン夫妻が心の準備をする時が、ついにおとずれた。

診察が済むまで私は二人には何も言わなかったが、赤ん坊に服を着せて再び全員が揃ったところで、彼らが知っておくべきだろうと思う内容を伝えた。

「診察中にスコッティーが長い息止め発作を起こしました。これは通常、13トリソミーのお子さんにとって重要な徴候と考えます。スコッティーに残された時間は、あまり長くはないだろうと思われます」

二人は私を見たが、一言も言葉を発しなかった。

私は説明を続けた。

「ナンシー、以前に話したとおり、ある日呼吸が止まり、それが最期になると思います。先ほどの発作から考えると、いつ起こってもおかしくない状態です」

沈黙は、少なくとも一分は続いた。二人の顔に浮かんでいた幸せの表情は消え失せた。

「どうすれば……そうなった時、僕たちはどうすれば……？」

やっと口を開いてスティーブがたずねた。

「救急車を呼べばいいですか？　小児科主治医に電話すればいいですか？　あなたにお電話したらいいのでしょうか？」

まさにその時、私は患者の死の具体的な筋書きを示すという、かつてない行動に出た。

「スコッティーがそうなったら、救急車を呼んでください。救急隊員がやって来て、スコッティーを救急車に乗せて病院に搬送《はんそう》——」

「私も一緒に乗っていけますか？」

ナンシーが話をさえぎって質問した。

「おそらく」

と、私は答えた。

「救急隊にはそれぞれ独自のルールや規則がありますが、あなたがたを苦しめる真似《まね》をするとは思えません。とにかく、救急車でおそらくブロンクスビル病院に搬送されますので、そこの医師が確認し、死亡を宣告することに——」

「蘇生を試みるべきでしょうか」

と、スティーブがたずねた。

私はしばらく考えた。これは、ほんの十分ほど前に、処置室で無呼吸になったスコッティーをじっとのぞき込みながら、私が自分自身に問いかけたことだ。

「お二人で決めていただくことですが、あなた方は入院中に『蘇生禁止』指示書に署名されています。私は、今のスコッティーに蘇生を試みても、意味があるようには思えません」

「蘇生を試みることで、この子を傷つけることになるかもしれないんですよね？」

ナンシーの質問に私はうなずいた。

「私たち夫婦は、何が起ころうと、スコッティーを苦しませるようなことはしないと決めています」

「そうですね」

と、私は答えた。

「でも、ご自分たちが良いと思えることをする必要があります。あなたがたは、その記憶とともに生きていくのだということを忘れないでください。蘇生をしなかったことを気に病んだり、将来いつまでも疑問が残りそうだったら、もちろん蘇生を試みるべきです。分かりますか？」

二人ともうなずいた。

「どこまでお話ししていましたっけ？」

「救急救命室にいるところです」

と、スティーブが思い出させてくれた。

「そうでしたね」

私は話を続けた。

「救急救命医がスコッティーの死亡宣告をおこない、その後、病院の霊安室に移されます。その時点で、葬儀屋に電話をして、埋葬《まいそう》の手配をしてください」

　私はそれ以上話を続けることができなかった。トンプソン夫妻が泣き出してしまったからだ。スティーブは腕に息子を抱いたままだった。私も一緒に泣いた。私たちは話をそこで終えることにした。二人は涙をぬぐって、スコッティーに小さなコートを着せると、診察室を後にした。


　彼らが受診したのは十日前で、この最悪の一週間が始まる直前のことだった。その葬儀の日、私はこれまでにないほど悲しい気持ちで葬儀場の入り口に足を踏み入れた。私は、自分が診ている子どもたちやその家族など、誰かの役に立ったことがあるのか思い出すこともできなかった。私の患者はすべて徐々に病状が悪くなっているように思えたし、スコッティーやジャルコ・レヴィン症候群の赤ん坊のように、亡くなってしまった患者もいる。大きな奇形や重度の障害があり、普通と言える生活ができる可能性がまったくない何人かの子どもや赤ん坊にとって、私が願うことができる中で最善の道は死ではないかと悟った。私が対応した患者の親たちの中には、あのダウン症候群がある新生児の両親のように、私のおせっかいを非常に不快に思う人たちもいる。その土曜日の朝、葬儀場に入りながら私は、絶対に別の仕事に変わる時期が来たのだと感じていた。一般の小児科でも、医療そのものから離れた仕事でも良いと。

　葬儀場は人でいっぱいだった。家族や友人など百人を超える人たちが、人生が与えてくれることをほとんど経験できなかった小さな赤ん坊にさよならを言うために集まっていた。休憩室に入って行くと、すぐにトンプソン夫妻の姿を見つけた。ほぼ私が想像していたとおりの様子だった。二人とも黒い服を着て、頬には涙が流れていた。そんな二人を見ていると、自分自身の問題は頭から消えていった。

周りを取り巻く人たちの小さな輪をかき分け、ナンシーが近づいてきて私を抱擁《ほうよう》した。

「ボブ、来ていただけて、とてもうれしいです」

彼女の感情表現に驚き、少し気恥ずかしさを感じながら、私も彼女を抱擁した。

「こんなにもありがたいことはありません」

と、彼女が言った。

彼女が私から手をほどくと、今度はスティーブが近づいてきて私に手を差し出した。握手を交わし、私は言った。

「このようなことになって、本当に残念です」

私たちが話をしたのは、ほんの数秒だった。トンプソン夫妻は葬儀場の責任者に呼ばれていった。葬儀が始まる時間だった。

礼拝堂に入ると、私はわずかに残る空席を見つけて着席した。部屋の前方の棺台《かんだい》には小さな白い棺《ひつぎ》が置かれ、それはまるでゆりかごか幌《ほろ》付きのベビーカーのように見えた。スティーブがその横の演台に歩いていき、話し始めた。

「スコッティーが私たちと過ごしたのはわずかな時間でした。たったの五週間です。でも、その五週間は私たちの人生でもっとも意味のある時間でした。一カ月間、私たちは家族でした。スコッティーが私たちを家族にしてくれました。ナンシーと私をまとめてくれました。私たち三人を、一つにまとめてくれたのです」

私の目から涙が溢れ、話を聞いているうちに、喉が詰まってきた。スティーブは、スコッティーが他の子とは違っていたところ、特別だった点について話をした。鮮やかな赤毛はとても明るくて、五十メートル先からも気づかれるほどだったこと、ここ数週間の、お腹が空いた時や心地悪い時の泣き出し方、要求が満たされた時のクーという声、スティーブとナンシーとのやり取りに答えることができること、十分に答えていることを、音や反応ではっきりと示していたこと。スティーブは、スコッティーの存在が二人の人生にもたらした素晴らしい出来事すべてについて語った。いかに親戚が一丸となって二人を支えたか。そんなことができるとは、これまで誰も思ってもいなかった。そして、スコッティーの病気が新たな人々とのたくさんの出会いをもたらし、その中で、夫婦と息子を気遣い、彼らの人生でもっとも難しい時期を辛抱強く支えてくれた医師と、どのようにして出会うことになったかについて語った。

「私たちは、これらの皆様からのご恩に心から感謝しています。私たちが報《むく》いることなど到底できないほどのご恩をいただきました」

私は椅子に座り、溢れる涙をもはや止めることもできず話を聴きながら、突然大きな重荷から解放されたように感じた。様々なことが再びはっきりと見えてきた。暗く憂鬱《ゆううつ》なことばかりだったが、役に立つこともしていたのだと気がついた。スコッティーを治してあげることも、おおもとの病態を改善したり、避けようがない結末を遅らせたりするための具体的なことは何一つできなかったが、私はその両親にとって重要なことをしていた。どうやら私は、いつ何時でも対応し、不安に耳を傾け、質問に答えるというただそれだけで、二人の役に立っていたのだ。話の終盤で悲しみをたたえながら発せられたスティーブの言葉は、次の一週間を迎え、前へ進むために必要な意欲を私に与えてくれた。

振り返ってみれば、スコッティーの葬儀は私の一つの転機になったと思う。その日、私は、13トリソミーのような重度の遺伝子疾患の子どもに対応する場合、私の患者は必ずしも病気の子どもだけに限らず、その両親も、きょうだいや祖父母、親戚までもが私の患者なのだということに思い至った。そして、世界中のスコッティーのような子どもたちに対して何もできないことはもどかしいが、病気の子ども以外の患者たちに対応することで、やりがいを感じることも多い。

スコッティーの葬儀の日、私は臨床遺伝学がしばしば双方向性であることにも気づいた。私はスコッティーを治すことも、寿命を延ばすことも、痛みを和らげることもできなかったが、スコッティーの家族の役に立ち、息子の死という悲惨な出来事を乗り越える手助けができた。しかし同時に、スコッティーの両親も私のためになってくれたのだと知った。トンプソン家のような家族への対応は、非常にやりがいを感じる経験である。これまでに非常に多くの家族とこのように関わる機会を与えてくれた仕事を持てたことは、幸運であり、名誉なことであると感じている。このような関わりにより私自身が変わり、患者とその家族への接し方も変わった。これらが良い方向への変化となっていることを願っている。

第五章　アンドリューの両親

臨床遺伝専門医としての年月が、私の人生観に大きな影響を与えたと考えるのは自然なことだろう。障害を持つ人々に対応し、胚《はい》形成時（ヒトの受精卵が胎児になってゆく過程）に起こり得る、言葉にできないほど大変な結果をもたらす無数の誤《あやま》りを直接目撃することで、すべてがあるべき形で機能することの素晴らしさに感謝する気持ちが強まった。この経験により、私は研修医時代よりも生命へのありがたみを感じるようになっている。これを最初に理解することになったのは、ベスと私が現在の家に引っ越してすぐのことだった。

その日は新しい家で迎えた最初の戦没者追悼《ついとう》記念日（五月の最終月曜日）で、向かいに住むギルマン家のバーベキューに招待されていた。二カ月前に引っ越して来た私たち家族は、すぐにギルマン一家と仲良くなった。私たちには共通点がたくさんあった。夫のレンはニューヨーク大学の生物学教授で、彼と私はどちらも研究職に就いている。彼の妻のリンと私の妻のベスは教師で、二人とも、子どもが小学校に入るまでは仕事に戻らないと決めている。そして最も大きなことは、どちらも上の子が三歳の娘で、誕生日も数週間しか離れていないことで、ブロンクス区から越してきて以来、二人は大の仲良しになっていた。その日の夕方、炭が熱くなるのを待つ間、ビールをちびちび飲みながら私はこの驚くべき偶然についてレンに話していた。私がドーリーとエミリーを、一番上の子どもたち、と呼んだ時のことだ。彼は私の言葉をさえぎって言った。

「実はな、ボブ。エミリーが生まれる前、リンと僕には子どもが一人いたんだ」

「そうかい」

ビールでほろ酔い気分だった私は、間髪《かんぱつ》入れずに答えた。

「天井裏に閉じ込めているんだろ？」

「いや」

彼はほとんど淡々とした口調で答えた。

「アンドリューは生まれて二カ月で死んだんだよ」

その瞬間、酔いが吹き飛んだ。

「それは、気の毒だったね」

私はそう言って、健康な二カ月の赤ん坊を死に至らしめる病気である乳幼児突然死症候群と重症細菌性敗血症《はいけつしょう》を思い浮かべた。

「思ってもみなかったよ。何があったんだい？」

彼は少し口ごもった後、話し始めた。

「今でも、はっきりとは分からない。アンドリューは予定日より十週早く生まれたんだ。リンが高血圧症になってね。最初、産科の先生たちは薬を飲んで安静にすればいいと考えていたんだけど、それでも血圧は下がらなくて。最終的に、赤ん坊を帝王切開で産むのが誰にとっても一番良い方法だということになった。生まれた時の体重は一一九〇グラムだった」

「大きいね」

私は、新生児集中治療室（ＮＩＣＵ）での経験から、その大きさの赤ちゃんに深刻な問題があるのは珍しいと思った。

「生まれてすぐは呼吸がうまくできなくて人工呼吸器につながれたけど、かなり改善が早くて一週間もしないうちに装置を外すことができた。その後しばらくは、少し酸素を補給するだけで良かったんだ」

レンは話を続けた。

「その後の数週間が僕たちにとって一番良い時だったよ。リンと僕はアンドリューとできる限り一緒にいた。リンは一日中、僕は仕事を終えると会いに行った。アンドリューはまだ吸う力が未熟で、自分の力でミルクを飲めなかったんだけど、リンは栄養チューブの使い方を学んで、毎回のミルクはすべて彼女が与えていたよ。夜になると僕たちは交代で抱っこした。生後一カ月になる頃には酸素も必要なくなって、体重が増えたら家に帰れると先生たちも言ってくれたんだよ。そんな時、発作《ほっさ》が起きて呼吸が止まってしまったんだ」

「無呼吸発作だね」

と、私は答えた（無呼吸は文字通り「呼吸をしない」ことで、極低出生体重児《ごくていしゅっせいたいじゅうじ》の死亡原因の一つである）。

「そう、無呼吸発作だ」

レンはさらに話を続けた。

「先生たちはカフェインを使って治療したけど、何も効果はなさそうだった」

（カフェインはメチルキサンチン類に属し、未熟児の横隔膜《おうかくまく》の運動を刺激するため、無呼吸発作を引き起こす周期性変動呼吸の治療に使われる）

「発作は徐々にひどくなって、ある日の早朝、病院から最悪の事態が起きたと電話があった。そして僕たちが病院に着いた時には、もう亡くなっていたんだ」

私は黙ってビールを一口飲んだ。これまでの経験から考えると、ギルマン家の赤ん坊の死は普通ではない。二十五週や二十六週で生まれる極低出生体重児は新生児期に合併症で亡くなることが多いが、アンドリューのように三十週で生まれた赤ん坊は、ほとんどが生存できる。いったい何が悪かったのかと考えた。アンドリューの死は医療管理が不十分だったためなのではないか？　担当医たちが何か失敗をしたのか？　わずかな症状や徴候、あるいは検査結果で異常があったのを見逃していて、もしも見つけていたら赤ん坊の命は助かり、レンとリンにこのような苦しみを与えずに済んだのではないのか？　二人の苦悩は、レンの顔のしわにはっきりと刻まれていた。このようなミスは起こり得る。研修を開始した時から、ＮＩＣＵで多くの時間を過ごしてきたが、見過ごしやミスはいつも起こっている。

「辛《つら》かっただろうね。子どもを亡くす以上に辛いことはないよ」

と、しばらくの沈黙のあと、私は言った。

「君が想像もできないくらいだよ、ボブ。悪夢だ。あの子を絶対に失いたくなかった！　埋葬して数週間、僕は霧《きり》の中を歩いていた。考えることも、食べることも、眠ることもできなかった。今でも思い出すと……」

彼はそこで話を止めた。それ以上続けることができなかったのだ。彼の目が潤《うる》んでいるのが見えた。

夜も更《ふ》けて、ハンバーガーとホットドッグをすべて食べ終えて向かいの自宅に戻り、ドーリーとまだ赤ん坊だったダヴィダを寝かせると、ベスにアンドリューのことを知っているかとたずねた。

「ええ、すべて聞いているわよ。リンはいつもその話をしているの。まだ息子の死を乗り越えられていないのね」

「奇妙な話だよ。その大きさの赤ん坊は普通なら生きていけるんだ。誰かがしくじったんじゃないかな」

「誰かのしくじりだったら、あなたの仲間の誰かということになるわね。アンドリューがどこで生まれたのか知ってる？」

私の答えを待たずにベスは話し続けた。

「大学病院よ。一九八一年一月に生まれて、二カ月後にそこで亡くなったの」

「僕が研修医二年目の年だ」

考えるまでもなく、私は答えた。

「その年はＮＩＣＵで働いていたんだ。なんてことだ。赤ん坊を担当していたのは僕かもしれない」

座ったまま、私はしばらく黙って考えていた。私はこの話を聞いてひどく動揺《どうよう》していたが、その理由はすぐに分かった。

一九八一年三月の大学病院で、私は日中に小児救急救命室で日勤《にっきん》業務をおこなっているにもかかわらず、夜にはＮＩＣＵの当直勤務も割り当てられていた。研修医としてＮＩＣＵですでに四カ月を過ごしていた私は、その場所をひどく嫌うようになっていた。そこではひっきりなしに医療危機が発生し、その合間に何度も病院の分娩室にイライラと駆けつけ、産科スタッフが重症の可能性があると考えている赤ん坊の出産に立ち会い、そういった重症の赤ん坊を次から次へとＮＩＣＵに受け入れる。中でも最悪なのは、赤ん坊が亡くなることが珍しくないことだ。これらすべてに極めて退屈で果てしない書類仕事とフォローアップ業務が伴《ともな》っていたが、私たちはそれらをつまらない「雑務」と考えていた。夜間のＮＩＣＵに一人きりの当直で、私は不安で落ち着かず、緊張し、心細く、とげとげしくなっていた。

その夜の私は特に不機嫌だったことを覚えている。その日は私の誕生日だった。誕生日に当直なんてすべきではない！　さらにそれは大変な夜だった。午前三時までに私は分娩《ぶんべん》室に五回呼ばれた。三回は何事もなく、健康でしっかりした産声《うぶごえ》を上げ、特別の補助も必要なく胎児から新生児の状態になった赤ん坊たちだった。しかし、残りの二件はＮＩＣＵで働く者たちを老《ふ》け込《こ》ませてしまうほどの出産だった。

午前二時頃、私は一人で二十七週の早産児を蘇生《そせい》させた。子宮の外側の世界に移るのに非常に多くの手助けを必要とした赤ん坊だった。分娩室で挿管《そうかん》し（口から声帯《せいたい》を通して気管まで管を通す）、分娩室の看護師がアンビューバッグ（酸素を供給するための袋を取りつけたゴム製の袋で、もう一方の端にはマスクが取り付けてある）で酸素を送り込んでいる間に、臍帯《さいたい》の動脈にプラスチックの管を挿入して、心拍を維持するための薬剤一式を注入した。その赤ん坊の状態を安定させ、ＮＩＣＵのラジアント・ウォーマーに寝かせた時、また分娩室に呼ばれた。今度は満期産で、母親の分娩中に胎便《たいべん》（赤ん坊の最初の腸の動きで出る）を排泄《はいせつ》してしまった赤ん坊の分娩に立ち会うためだった。出産後すぐに、この赤ん坊は緑色でねばねばした胎便を肺の奥に吸いこんでしまい、肺が酸素と二酸化炭素を交換することがほとんどできなくなっていた。

それ以降の時間は、私はこの重症の新生児二人にかかりっきりになっていた。日勤の担当者から申し送られた雑務を片付ける時間も、無呼吸と徐脈《じょみゃく》（心拍が遅くなること）が悪化していた二カ月の赤ん坊を見る時間さえもなかった。看護師によると、その子はあまり良い状態ではなさそうだとのことだった。早産児については、人工呼吸器の設定を調節して血液に十分な酸素を取り込めるようにし、胎便を吸引した新生児については胎児循環遺残《じゅんかんいざん》（新生児遷延《せんえん》性肺高血圧症）と呼ばれる重症だが予測し得た合併症を起こしていたので、プリスコリン（トラゾリン塩酸塩）という肺血管抵抗を低下させる薬剤をいつ開始するか、その夜当直だった新生児科指導医と電話で複数回の検討をおこなった。私はいつも以上にぐったりと疲れ、気が立っていた。振り返ってみると、恥ずかしながら、その夜の私は患児《かんじ》たちをまったく人間扱いしていなかった。彼らは私を苦しめるためにＮＩＣＵに存在している無生物に過ぎなかった。

そういうわけで、とても機嫌が良いとは言えない状態の中、午前五時近くなって、無呼吸と徐脈の二カ月の赤ん坊を担当していた看護師が、患児の心臓が止まっていると叫び声を上げた。私は取り掛かっていた用事を放り出して大急ぎでかけつけ、赤ん坊の処置を始めた。看護師が心臓マッサージをしている間に、私は挿管をおこない、アンビューバッグを用いて酸素を肺に直接送り込んだ。何度も何度も静脈《じょうみゃく》に薬を入れて蘇生を試みたが、赤ん坊は息を吹き返すことはなかった。結局一度も心拍を取り戻すことなく一時間を費《つい》やし、午前六時頃、ついに諦《あきら》めて死亡宣告しようと決めた時、最初に私の頭に浮かんだのは次の言葉だった。

『ああ、これで申し送りの仕事が一つ減ったな』

結局のところ、これはそれほど特別な出来事ではなかった。その赤ん坊は早産児で、早産児は時に命を落とすことがあった。確かに、死んでしまう早産児よりは大きく、成熟もしていたが、こういった子どもも生きていけないことが多いことは誰でも知っていた。

この赤ん坊の処置を終えて、指導医である新生児専門医に再び電話して状況を説明した。私に対して彼女は明らかに腹を立てていたが、七時までにここに来ると言い、両親にすぐに病院に来てもらうように看護師に電話させるよう依頼した。生まれたばかりの早産児と胎便を吸引した赤ん坊は最終的には落ち着いていたので、それからの一時間は入院時診療記録と二カ月の赤ん坊の死亡診断書の記入をおこなった。七時過ぎに日勤のスタッフが出勤して業務を始めた時、雑務ができなかったことを謝り、申し送りをして、救急救命室の日勤業務へと向かった。亡くなった赤ん坊の両親に会うことも、話をすることもなかった。その朝の私の考えとしては、それでまったく問題なかった。

今振り返ってみて、その幸せが私の両手にかかっていた重症の赤ん坊たちに対して私が感じていた気持ちとアンドリュー・ギルマンの死に対する自身の反応について考えると、私がこの子たちの命をいかに軽く扱っていたのかと驚くとともに恥ずかしくなる。ＮＩＣＵと救急救命室で過剰で過酷な労働をさせられていた時、死は仕事の一部で、当然であり、予期され、歓迎されることすらあった。研修医として、私は自らの勤務時間をこなすことが仕事であり、次の勤務時間の医師たちが来るまで自分に割り当てられた患者を生かしておくために、機械の操作と投薬《とうやく》をおこなうロボットのようだった。当時の私は、医師が担《にな》うことになっている非専門的な役割に我慢できなかった。この赤ん坊の死が両親や彼を愛する人たちにどのような影響を与えるのか少しも理解していなかったし、今になってみれば私や私の家族と非常によく似たこの人たちをどれほど長く苦しめ続けるのかなど、ほとんど見当もついていなかった。

月日が流れ、研修医時代という悪夢が思い出の中に遠ざかるにしたがって、研修をしていた当時は重要でなく不可解だと思われた医療の側面を理解できるようになってきた。しかし私は、まだ満足と思えるほどには進歩していない。むしろ、あのNICUで働いていた頃からどれだけ進歩したかを考えると恥ずかしくなる。当時の私は患者たちの命の重要性についてほとんど理解していなかったが、将来の私は、現在の私の仕事をどう思うだろうか。これから時を重ねて、現在思い描くことすらできない子どもたちやその家族への対応を経験し学ぶことで、未来の私は何を知るだろうか。これらの問いに答えることはできないが、未来の視点に立てば、私が現時点で最善と考えることはほぼ確実に最善には程遠いことなのだと理解した上で、私にできることは最善を尽くすことだけだ。

戦没者追悼記念日のバーベキューから数日後、私はレンに、アンドリューが亡くなった夜の当直の研修医は自分だったことを伝えた。彼は何も答えなかったが、ただうなずいて、すぐに話題を変えた。あの日から二十五年近く経つが、アンドリューの死にまつわる出来事について、あれ以来彼も私も一切触れていない。レンがこの話題を避けているのは、辛いからに違いない。私の場合は、あの長かった当直の夜の私のふるまいを考えると、ただただ恥ずかしくなるためだ。

アンドリュー・ギルマンが亡くなった夜に当直だったと分かったことは、私を医師として進化させる重要な出来事だったが、それは多くの中の一つに過ぎない。最も重要と思われる出来事は、あの戦没者追悼記念日のバーベキューから五年ほど過ぎた頃に同じ大学病院で起こった。その時、ベスは妊娠三十六週で赤ん坊を死産した。妊娠は順調で合併症も一切なかったが、出産の二日前、彼女は赤ん坊が動かなくなっていることに気づいた。それだけだった。蹴《け》ったり叩《たた》いたりしていたのに、次の瞬間には、何の動きもなくなった。分娩フロアに行き超音波検査を受けると、赤ん坊の心臓が止まっていることが確認された。訳《わけ》も分からず、誰からも納得できる説明もなかった。胎児は子宮《しきゅう》の中で、ただ死んでしまったのだった。二日後、ベスは女の子を出産した。私たちは娘にオルリー・シーラと名付け、葬式をおこない、そして、前へ向かって歩いていこうとした。

そして今、私たちは無事に歩き続けている。でも時々、特に春が訪れて、亡くなった娘を記念して裏庭に植えた桜の木が花を満開に咲かせると、私たちは娘の思い出の品（何枚かの写真、頭にかぶせてあげた帽子、死亡診断書）を入れた封筒を取り出して、生きていたらどんな子になっていただろう、と考えている。残念ながら、決してそれを知ることはできない。

ギルマン一家のような家族との経験や、私自身の人生で起こった出来事により、医療（特に臨床遺伝学）の実践《じっせん》において、その出来事が起こった最初の時点とその後に、家族が必要としている感情面の支援を継続的に提供することは、医療的ケアを提供するのと同様に（あるいはそれ以上に）重要であることが分かった。これは私が長年医療を実践してきた経験から得た最大の悟《さと》りかもしれない。トンプソン家の場合のように（ギルマン家では起きなかったが）、家族が感情面で必要な時に立ち会うことで、医師は重要な業務をおこなうことができる。それは、メディカルスクールや研修医の訓練で教わる業務をはるかに超えるものである。

第六章　九月十一日 午後三時

私が自分の机に座ってわずか数分が過ぎた時、電話が鳴った。電話が鳴るのは久しぶりだったが、考え事に没頭《ぼっとう》していたため、私は電話を無視した。しかし、秘書のビリーが部屋のドアをノックして言った。

「外来から電話です。三時に予約の患者さんがお見えになったそうです」

「患者が来たって？　全員キャンセルしたんじゃなかったのか？」

「電話は不通になっていますので。外来も、来る人がいるとは思っていなかったそうですが、実際に来ておられます」

私はデスクの上に積み上げたカルテの一番上に載っていた予定表を確認した。

「ブランディー・グズマン」

私は声に出して読み上げた。

「ダウン症候群がある九カ月の女の子、経過観察のため受診。特に診察が必要というわけでもないのに！　こんな日に、いったい何をしに来たっていうんだ？」

「予約を変更した方がいいですか？」

ビリーがたずねた。

「いや」

少し考えて、私は答えた。

「母親に何か問題があるんだろう。会ってみよう」

そして私は、立ち上がって外来棟《とう》まで歩いて行くのに必要な元気をなんとか奮《ふる》い起こした。


元気など一切なかった。それは、世界史上最悪の日に数えられる一日だった。朝は、いつもと変わらない九月の朝だった。その月は子ども病院の乳幼児フロアで指導医回診《かいしん》の担当に当たっており、その日は二週目の初日だった。病棟は前の週から入院患者が少なく、その朝も二十六床《しょう》あるベッドのうち、十六床しか埋まっていなかった。その朝の指導医回診で余った時間を埋めるために、一般的な染色体異常症について研修医に話をしようと準備をしていたので、八時少し前にスライドを取りにオフィスに立ち寄り、それから、朝の報告会と呼ばれるカンファレンスへと向かった。これは主任研修医が毎日開催するミーティングで、前日に入院してきた患者に関する討議がおこなわれる。

朝の報告会は静かで、退屈なくらいだった。前夜に小児科全体で受け入れた子どもは三人だけで、全員が持病のぜんそくが悪化して起こる呼吸困難だった。カンファレンスが終わりに近づいた時、今日はなんて楽な一日なのだろう、と考えたことを覚えている。患者（特に重症者はいない）について数分間話し合い、ダウン症候群と13トリソミー、18トリソミー、その他の染色体異常症について数分間話す。それが終われば解放されて自分の仕事に戻り、外来で午後に予約が入っている患者の診察準備に取り掛かるのだ。しかし、朝の報告会が終わりカンファレンス室を出て歩いていた私は、世界が永久に変わってしまったことを知ることになる。

階段へと続くホールで、アマンダ・スターマンが私を呼び止めた。私たちのチームのインターン（一年目の研修医）だ。

「マリオン先生、お聞きになりましたか？　ジェット機二機が、世界貿易センタービルに突っ込みました」

「なんだって？」

と、私は聞き返した。彼女の言葉を完全には理解できなかった。

「なぜそんなことになったんだ？　事故なのか？」

「いえ。テロだそうです。そして、他でも攻撃《こうげき》がおこなわれているそうです。ペンタゴン（国《こく》防総省本庁舎《ぼうそうしょうほんちょうしゃ》）も攻撃されました。最高裁判所ビルも攻撃を受けていて、他にも複数の飛行機が消息不明です」

アマンダと私は無言で階段を下り、病棟へ向かった。スタッフ全員――研修医、インターン、医学生、看護師、事務職員、雑役係《ざつえき》――が、看護師の休憩室でテレビを囲むように集まり、画面に映る想像を絶する映像を見つめていた。世界貿易センターのツインタワーは、私が立っている場所からわずか十六キロしか離れていない所にある巨大なビルで、天気が良い日には南向きの病室の窓からその姿を見ることができたが、そのビルが、今や火葬の薪《まき》の山へと姿を変え、なすべもなく燃えている。室内にはレポーターの声以外、何の音もなかった。全員がその表情に衝撃《しょうげき》の色を浮かべていた。

私も仲間に加わると、直ちに映像から目が離せなくなった。一分も経っただろうか。私の脳が映像の意味を理解し始めたその時、主任研修医の男性が駆け込んできた。病院の経営陣が緊急行動計画を開始するよう指示を出したとのことだった。ここは世界貿易センタービルに近いため、午後にはマンハッタンの病院から当院の救命救急部門に多くのけが人が流れ込んでくることが予想された。この事態に備えて私たちがおこなうことは二つだった。一つは、できる限り多くのベッドを確保しておくこと。自宅に戻っても大丈夫な入院患者は退院してもらうことにした。もう一つは、全員が待機して、次の指示を待つことだった。

我々のチームは、何ら役に立てていないことにすでに苛立《いらだ》ちを感じていたため、経営陣の指示に喜んで従った。三年目（最終年度）の研修医と看護師長と私が病室を回り、退院する患者と残る患者を振り分けていった。どの病室でも、テレビはすべて同じチャンネルを映していた。病院のテレビはそのチャンネルしか受信できないようで、どこも同じ映像が流れていた。父親や母親は赤ん坊を胸に抱き、ツインタワーが燃える様子を見ている。多くの人が泣いていた。

各病室で、私たちは彼らを落ち着かせ、安心させたり支えようとしたが、私たちも言葉がなかった。その日の早朝にぜんそくで入院してきた二歳の男児の母親は誰よりも落ち込んでいた。彼女はツインタワーの三十八階にあるオフィスで働いており、十人を超える友人たちが、その朝、ビルの中にいたはずだと言う。もしも子どもが病院に来なかったら、彼女もそこにいたはずだった。最初のニュース速報が流れてから、彼女は何度もオフィスに電話しているが、つながらない。電話の向こうから聞こえるのは、話し中を知らせる話中音だけだった。時間が経つにつれてさらに彼女は取り乱していったが、何をしても、何を言っても、彼女を落ち着かせることはできなかった。彼女の嘆きと動揺がひどくなるにつれて、彼女の息子の呼吸困難も悪化していった。最終的に、彼女には精神安定剤のヴァリウム（ジアゼパム）を十ミリグラム投与した。それしか彼女を落ち着かせる方法はなかった。

安定している患者とほぼ安定している患者をすべて退院させて、入院患者を十六人から六人に減らすことができた。これで主任研修医の最初の指示への対応は完了した。次の指示に対応するため、スタッフは看護師の小さな休憩室に座り、たくさんの患者が次々と運ばれてくるのを待った。

待って……待って……待ち続けた。

悲惨だった。こんな辛い思いをしたのは初めてだった。危機の時に、私たちは誰も医療提供者として働くこともできず、何が待ち構えているのかも予測できなかった。世界貿易センターには多くの子どもたちがいるわけではないらしいことは理解した。では、近隣地域でけがをした若者や、地元の学校や託児所や保育所の子どもたちは、ここに運ばれてくるのだろうか？　けがをした成人の対応に呼ばれることになるのだろうか？　あるいは、何もすることもなく、老若いずれの患者も来ないという状態で取り残されるのだろうか？　生存者がいないという理由で。

最後の悲惨なシナリオだけは、誰もが努めて考えないようにした。私たちはただ待ち続けた。テレビから流れる事件の様子を見ながら時を過ごした。ビルが焼け、ツインタワーが崩れ落ち、人々が逃げ惑《まど》う様子を見ながら、私たちはお互いを支え合った。

幸いなことに、その朝、ロウアー・マンハッタン（ツインタワーがあるマンハッタンの南端）には、私たちスタッフの友達や家族は誰もいなかった。しかし皆、この地域のどこかに大切な人たちがいたので、声を聞いて安心しようとそれぞれが電話をかけていた。私も妻に電話をした。彼女は世界貿易センターから四十キロ北にあるウエストチェスター郡の高校で働いていた。ニューヨーク州の北部の大学にいる娘たちにも電話した。マンハッタンとは川を隔《へだ》てた対岸のニュージャージー州にいる私の父にも電話した。しかし、どれもつながらなかった。電話システムは完全に損なわれていた。これも、この大惨事で被害を受けたものの一つである。

午後二時頃、すでに五時間も待ち続けて疲れ切っていたが、私は小児救急救命室の様子を見に行った。私がその時目にしたのは、おそらくその日二番目に気が沈むような光景だった。緊急行動計画に対応するため、救急救命室のスタッフは全員召集《しょうしゅう》されていた。交通が極度の混乱状態にあり、安全面でも問題があったにもかかわらず、ほとんどが何とか病院にたどり着いていた。しかしたどり着きはしたものの、ほとんど何もすることがない。ただ一人の患者も、今日ではグラウンド・ゼロと呼ばれる場所（ツインタワーの崩壊《ほうかい》現場）から搬送されて来ないし、マンハッタンから緊急でやって来る人も、誰一人としていなかった。実のところ、我々の病院で日々発生している通常の救急患者もやって来なくなっていた。そのため、スタッフは処置室に椅子を並べ、私が様子を見に行った時には全員で座ってテレビを観ていた。誰も仕事をしていなかった。完全に活気が失われていた。

その時、私はこの悲惨なテロの生存者は誰もいないのだとはっきりと気づいたのだった。そして、病棟に戻りテレビの前に座って続きを観ることも、自分の持ち場で決して来ることのない患者を待ち続けることもせず、オフィスに戻ってドアを閉め、机の前に座り、両手で頭を抱えてすすり泣きを始めた。そうして十分もしないうちに電話が鳴り、三時に経過観察の予約を入れていたブランディー・グズマンが来院したとの連絡を受けた。

外来に向かいながら、目の前の仕事に集中できるよう気持ちを落ち着けようと努めた。ブランディーは女の子で、母ジェシカ・グズマンの第一子だった。この赤ん坊にダウン症候群があるのではないかと考えたスタッフに呼ばれ、私は生まれてすぐにこの子を診察した。彼らの考えは正しかった。ブランディーは21トリソミーと呼ばれるダウン症候群の外表的な特徴をすべて持っていた。私が当時二十四歳だった母親のジェシカに会った時、彼女は非常に動揺しており、産科病棟のソーシャルワーカーに助けを頼まなければならないほどだった。私たちは母親になりたての彼女をなんとか落ち着かせた。しかし、私はその最初の時から、彼女がこれから経験することになる危機に対処できる能力があるのか、とても不安を感じていた。

ブランディーは健康面に問題はなかった。精密検査により、体内の臓器には先天性心疾患や十二指腸閉鎖症《じゅうにしちょうへいさ》（小腸の奇形）などの先天異常がないことが明らかとなり、授乳にも問題がないことから、生後三日で退院した。その数日後、ブランディーの染色体検査の結果を説明するため遺伝カウンセラーと私がジェシカと彼女の実母で二人と一緒に暮らしているマイラに会った時も、ジェシカはまたひどく動揺して泣き崩《くず》れ、大声で泣き叫んで手に負えなくなった。私たちは二時間以上話をして、最終的には再び落ち着かせることができた。この遺伝カウンセリングではマイラにとても助けられた。このようにしっかりした責任感のある人が赤ん坊の世話に関わってくれることに安堵《あんど》したことを覚えている。

その後の数カ月間、私は外来でブランディーをほぼ隔週《かく》で診察した。その間にこの赤ん坊の健康面で心配することは何もなかった。ミルクもよく飲み、よく育ち、大きな病気もせず、私たちの助けをほとんど必要としていなかった。実のところ、これらの診察はブランディーではなく、ジェシカのためだった。私が心配していたのは、彼女が娘の障害にどのように向き合うかということだった。困難な状況はしばらく続いた。

しかし、数カ月すると、ジェシカは明らかに進歩した。他の赤ん坊と同様に、ブランディーもかわいい赤ちゃんなのだと思うようになっていった。ニューヨーク州公認の早期介入プログラムを紹介すると、赤ん坊と二人できちんと参加した。ジェシカの進歩に私はホッとしていた。この親子は二人とも無事に進んでいけるだろうと思った。そして、あの日の午後、外来へと向かいながらカルテを見ると、前回ブランディーを診察し、ジェシカや彼女の母親から話を聞いたのは六カ月検診の時で、まる三カ月が経過していたことに気づいた。

待合に座っていたのはブランディーとジェシカだけだった。ブランディーは乳母車の中でぐっすり眠り、ジェシカは静かに泣いていた。私は近づいて、ジェシカの肩に腕をかけて、何があったのかとたずねた。

「母が……」

彼女はそれ以上何も言えなくなり、私は心が沈んだ。その時まで、私はマイラが世界貿易センターで働いていることを忘れていた。

「お母さんから連絡がないのかい？」

彼女がうなずいた。

「どうして家から出てきたの？　お母さんが電話をかけてきたら——」

ジェシカは自分の携帯電話を指さして、私の言葉をさえぎった。

私はほとんど彼女を抱き抱えるようにして待合から診察室へと連れていった。事務員が赤ん坊の乳母車を押してついて来た。

「お母さんの電話番号は?」

ジェシカはまだ話すことができなかったが、目の前の机に乗っていたメモ用紙に番号を書いた。彼女の手は震《ふる》えていた。私はマイラのオフィスに電話をかけてみた。発信音は鳴るが、話中音だった。

「つながらない」

私の言葉にジェシカの泣き声は最高潮に達した。私は、何とかしなければ、と思った。でも何をすればいいのか?

私は思いつく限りすべての人に電話した。病院の警備部門に電話をすると、応対した人は同情してくれたが、自分にはどうすることもできないと答えた。九一一(救急・消防・警察の緊急電話番号)にも電話した。最初の二回はつながらなかったが、三回目にオペレーターにつながった。彼女も自分にできることはほとんどないと言ったが、マイラの名前と私たちの電話番号を控え、何か分かったら電話すると言ってくれた。また、電話帳で探して、ビークマン・ダウンタウン病院、聖ルカ-ルーズベルト病院など、世界貿易センターの近くにある病院の救急救命室に延々と電話をし続けた。どの病院も、何とか連絡をつけようとしたが、まったくダメだった。十五分、二十分、三十分――と時間が過ぎ、私のイライラは募っていった。しかし驚いたことに、この間にジェシカは自分を取り戻していった。

「先生は、今日どうして私がここに来たか、分かりますか?」

さらに別の番号にかけてみようと電話帳を見ている私にジェシカがたずねた。

「ブランディーの予約があったからだよね?」

「そう、それもあります。でも、今日ここに来たのは、先生がここにいてくださると分かっていたからです。ブランディーが生まれた時、先生は私をとても助けてくださいました。だから今回も助けてくださると思って……」

ジェシカはまた泣き始めた。

受話器を置いて、私は彼女を抱き寄せた。この若い女性は私の娘でもおかしくないくらいなのだ。そして私も静かに泣いた。

どれくらいの時間そうして座っていたか分からないが、静寂の中で、突然電話が鳴り響いた。ジェシカの携帯電話だった。彼女が電話に出ると、母親の声が聞こえた。マイラはビルの外へ出ることができていた。安全な場所まで、多くの人々と一緒に北に向かって走って行った。無事ではあったが、マンハッタンの中心部で立ち往生し、家に帰ることもだれかに連絡することもできなかった。一日中ジェシカに連絡し続け、無事でいることを知らせようとしたが、携帯電話の調子が悪かったらしい。しかし、何時間も頑張って、何とか連絡がついたのだった。

今回の受診は、乳母車の中でブランディーがぐっすり眠っている間に終わった。ジェシカは顔を洗い、涙も止まり、礼を言うと家に帰って行った。私は静かな診察室で一人、その日に起こったことを思い返しながら、十五分は座っていただろう。そして、椅子から立ち上がると、駐車場に向かって歩き出した。

第七章　遺　品

我々臨床遺伝専門医は患者の人生において様々な役割を担う。子どもたち、そして将来生まれてくるであろう子どもたちの健康と幸せに関して、良いことも悪いことも伝える伝達者であり、将来の妊娠に関する夫婦の意思決定に役立つ情報の源であり、その意思決定がおこなわれた後は聞き役となる。困難な状況において支援を提供し、やがて患者にとって信頼できる身内の一人になる。そして、前述のメリッサ・ムーアのような場合には、私たちは知識を生かして質問に答え、問題を解決する。ケネディー夫妻の場合も、まさにそのような状況だった。

「先生方にお会いするのは今日が初めてです。お二人は私たちのことをまったく知らないでしょうが、私たちのことで、どうしても分かっておいていただきたいことがあります」

と、ケネディー氏は私とキャロル・スターンに話し始めた。キャロルは私が一緒に仕事をしている遺伝カウンセラーの一人である。

「妻と私は、生命はすべて神聖なもので、中絶は間違っていると考えています。でも私たちの娘が、私たちのたった一人の子どもが、あのような形で病状が悪化して死んでいくのを、何もしてあげることもできず、ただ横で見ているしかないという経験をして、もう二度とあのようなことを繰り返したくないと思っています。ですから、もしもお腹の子が病気でないと保証できる方法がなければ、先生から何も問題がないとはっきり言っていただけなければ、私たちは予定通りの選択をするつもりです」

ケネディー夫妻が私たちの診察室を訪れたのはその時が初めてで、キャロルと私は話に引き込まれた。二人は産科医の紹介でやってきた。妻のエレイン・ケネディーは二十八歳で、二度目の妊娠で十週目に入っていた。この妊娠は妻にとっても夫にとっても思いがけないものだった。第一子のサラが亡くなった後、二人は二度と子どもを作らないと誓っていたからだ。

その日ケネディー夫妻から語られた内容は、サラの病気では珍しくない話だった。サラは当時二人が暮らしていたノースカロライナ州の病院で生まれた。妊娠はまったく正常で合併症もなかった。大変かわいらしく、あらゆる面で何の問題もない赤ん坊だったサラは、生後二日で退院し、かかりつけ医となる小児科医にも健康であると太鼓判を押してもらっていた。

しかし、完璧なスタートだったが、すぐに混乱と困難の時期に突入した。問題の始まりは、サラが生後三週間の時だった。二人はミルクを飲ましづらくなってきたことに気づいた。以前は一〇〇ミリリットルから一二五ミリリットルのミルクを数分間で飲み終わっていたのに、哺乳瓶が空になるまでにかかる時間が長くなっている。彼らはこのことを一カ月検診で小児科医に相談したところ、医師もサラの体重が増えていないことに気づき、不安を感じ始めていた。そして、診察により、サラの筋肉の緊張度が極端に低下していることが分かった。医師はサラが「フロッピー（低緊張）児」であると告げ、州内のダーラム市にあるデューク大学医療センターの高名な小児神経科医、フレッド・ウィルモット医師に紹介した。

小児科医の診察から小児神経科医の診察予約日までの二週間で、サラは日ごとに衰弱していった。両親の顔を見て笑うことはできたが、ベビーベッドのマットレスから頭を持ち上げることはできなくなっていた。そして、サラへの授乳は、ひどく大変な作業となっていた。ケネディー夫妻はほとんどすべての時間を、サラの生命維持に必要なカロリーを与えるために費やしていた。ダーラム市の小児神経科医の待合室で待っている時にはすでに、二人とも、娘に何らかの深刻な事態が起こっていると気づいていた。

ウィルモット医師には、それが何であるかすぐに分かった。これまでの話と、サラが両親の声には明らかに注意を向けているものの、自分の意志で筋肉を動かすことがまったくできない様子を見て、医師は二人に、サラは脊髄性筋萎縮症《せきずいせいきんいしゅく》という病気だと考えられる、と告げた。数日後、サラの大腿筋《だいたいきん》の生検《せいけん》で、この病気に特徴的な変化が確認され、診断が確定した。

一言で言うと、乳児型の脊髄性筋萎縮症（ＳＭＡ）の診断は死の宣告である。ＳＭＡは比較的まれな疾患で、体のすべての随意筋《ずいいきん》を制御する神経がゆっくりと原因不明のうちに消失する変性疾患で、筋萎縮性側索《そくさく》硬化症（ALS）の小児期版とも言えるものである。ALSはSMAよりは知られているが、SMAと同様にあまり理解が進んでいない疾患で、この病気で亡くなったニューヨーク・ヤンキースの一塁手にちなんだルー・ゲーリッグ病という名称で一般には知られている。SMAの患児は、誕生から数カ月の間に神経が消失するにつれて徐々に弱っていく。最初に授乳が難しくなり、その後、腕と脚が動かせなくなる。呼吸が苦しくなり始め、呼吸困難がさらに進行して、一歳の誕生日頃までに亡くなる。その直接の原因は、多くの場合、誤嚥《ごえん》性肺炎である。病気が進行する間も知能は損なわれず正常に保たれている。徐々に動かなくなる体に閉じ込められたまま、患児は何が起こっているかに完全に気づいていると思われる。

サラ・ケネディーは、そんな悪夢のような世界を生きた。診断が確定した日、ウィルモット医師の診察室で恐ろしい知らせを受けた後、二人は娘を連れ帰り何事もなかったかのように暮らそうとした。しかし、現実を長く避け続けることはできなかった。サラは生後四カ月までにはミルクを吸うことも飲み込むこともまったくできなくなっており、経鼻《けいび》栄養チューブという鼻から食道を経て胃の中へと挿入したプラスチックの管で、乳児用ミルクを与えられていた。六カ月までに完全に麻痺《まひ》し、眼だけが――クルクルと動いて対象を見つめ、赤ん坊としての正常な知力にあふれた眼だけが――まだ彼女が生きていることを告げていた。八カ月目に、サラは肺炎にかかり、命を落としかけた。辛く苦しい入院が三週間続いたが、その間に夫妻は親にとって最も難しい決断をした。サラを担当する医師たちが娘の命を長らえるための努力を一切おこなわないことに同意する「蘇生禁止」指示書に署名したのである。しかし幸いなことに、サラは自宅で眠っている間に安らかに亡くなった。十カ月目の誕生日だった。

サラの病気と死に打ちのめされていたケネディー夫妻だったが、この悪夢はサラの葬儀で終わったわけではなかった。ウィルモット医師はサラの診断結果を伝えると同時に、ＳＭＡの遺伝形式によると、今後二人の間に生まれる子どもはそれぞれ四分の一の確率で病気になると告げた。常染色体劣性遺伝形式であるＳＭＡは、機能しない遺伝子を二つ持つことにより発症する。この病気がある子どもの両親は保因者であり、それぞれが機能しない遺伝子と、正常に機能する遺伝子を一つずつ持つ。機能する遺伝子が一つでもあれば発症することはない。保因者である父親の精子が作られる時、あるいは保因者である母親の卵子が作られる時に、それぞれ二分の一の確率で機能しない遺伝子が含まれることになる。したがって、精子と卵子が結合する場合、双方に機能しない遺伝子が含まれる確率は四分の一となり、この場合に子どもが発症する。

ウィルモット医師は、この時もう一つの衝撃的な事実をケネディー夫妻に伝えていた。人間の膨大なＤＮＡ配列の中で、ＳＭＡの原因となる遺伝子がどの染色体に存在しているのかまだ分かっていなかったため、出生前に病気を見つけることはできない。次の子どもについては、その子が生まれた後、サラと同様の症状が現れるか、あるいは生後数カ月間を無事に乗り切って病気でないことが明らかとなるまで、その結果を予測するすべはない、とウィルモット医師は二人に告げたのだった。

徐々にサラの診断へのショックが薄れ、かわいい娘がおそらく一歳まで生きることはできないのだという耐え難い事実をなんとか乗り越えた頃、ケネディー夫妻は将来についての話し合いを始めた。日に日に病状が悪化する娘を、その苦しみを一切和らげることもできず見守るしかない中で、このような悪夢の中を生きることは二度とすまいと、サラが七カ月を迎えるまでには二人は決心した。そして病気でない可能性に賭けるより、サラを失った後は子どもを持たない人生を選択すると決めていた。

二人はこうして生きてきた。三年以上もの間注意を怠らず、ケネディー夫人はどうにか妊娠せずにいた。しかし、私たちに相談に来る数週間前、運命か、不運か、不注意か、あるいはこれらすべてによるものか、生理がこなかった。夫人が夫にこのことを伝えたのは、市販の妊娠検査薬で陽性を確認した後のことだ。このようにして、二人の人生に今回の難局が訪れた。

遺伝カウンセリングの前半では、今回の妊娠について二人の心がどれほど揺れているかが語られた。一方で、夫人によると、サラの死から数年が過ぎ、二人の人生は空虚で重要な要素が欠けていると思い始めていた。養子縁組あっせん業者に申し込んでみたが順番待ちは長く、この先何年もかかるように思えた。国内の複数の新聞に広告を出して、子どもを養子に出したい女性と連絡を取ろうとしたが、何の成果もなかった。匿名《とくめい》の提供者の精子を使った人工授精も検討したが、これは実行しなかった。なぜなら、その提供者がSMAの遺伝子の保因者でないことが確実でない限り、リスクが高いと考えたからだ。

ケネディー夫人のお腹の中で育っている子どもを、二人が心から望んでいることは明らかだったが、再発率（再び病気の子どもが生まれる確率）が二五％であることを非常に恐れていることも確かだった。そのため、妊娠検査薬で陽性判定が出た時、妊娠三カ月以内の早期妊娠中絶を希望して私たちの病院と提携している産科医のもとを訪れた。ケネディー夫妻の話を聞き、二人が態度を決めかねていることを理解した医師は、中絶手術の同意書にサインする前に臨床遺伝専門医に相談してみてはどうかと二人に提案し、私たちに紹介してきた。こうして、その日ケネディー夫妻はこの診察室にやって来て、見ず知らずの他人である私たちに、またもや辛い体験を語ったのだった。

切々と話すケネディー氏は言葉を結んだが、キャロルと私はしばらく黙ったままだった。我々はみな気持ちを立て直す必要があった。それから、遺伝カウンセリングが始まる前に打ち合わせした通り、キャロルが最初に話し始めた。

「お二人が次の段階に進まれる前に相談に来ていただけて良かったです。私たちにできることが何かあるはずだと思います。遺伝学の領域では、たくさんの変化が急速に起こっています。サラが亡くなった後も多くの変化がありました。ウィルモット医師がお話をされた時点では、SM

Aの原因となる遺伝子がどこにあるか分からず、当時は実際に症状が出るまで診断する方法がなかったのは事実です。ですが、二、三年前に、SMAを引き起こす責任遺伝子が五番染色体上に見つかりました。その遺伝子に何が起こっているのか、なぜ病気を引き起こすのかは、まだ分かっていないのですが、臨床症状や筋生検による診断ではなく血液検査をおこなうことで、場合によっては子どもがSMAかどうか、ある程度はっきり言えるようになりました」

「私たちの赤ちゃんがSMAかどうか、分かるということですか？」

と、ケネディー夫人がたずねた。

「ちょっと先走りすぎているかもしれませんが」

と言って、キャロルは話を続けた。

「『分かる可能性がある』ということです。お二人とも細胞の中に、五番染色体をそれぞれ二本ずつ持っています。血液を用いて連鎖解析と呼ばれる少し複雑な検査を行えば、どちらの五番染色体が機能していて、どちらが機能していないのか明らかにすることが出来るかも知れません」

「つまり、どちらの染色体に機能していない遺伝子があるのかが分かれば、胎児の検査をして、機能していない遺伝子をいくつ持っているか確認できるということですね？」

と、ケネディー氏がたずねた。この時まで室内を満たしていた重苦しい空気が少し和らいだ。

「赤ん坊がSMAかどうか、分かるという意味ですね？」

「基本的に、その通りです」

と、私は答えた。

「羊水検査で採取した胎児の細胞を解析し、お二人それぞれの、どちらの五番染色体を胎児が受け継いでいるか確認します。しかし、一つ問題があります。どちらの五番染色体に機能していない遺伝子があるか知るためには、サラのDNAが必要となります」

「サラのDNAですか？」

そうたずねるケネディー夫人の顔から、期待の色が若干薄れていった。

「どうすればいいんですか？　三年前に亡くなった赤ちゃんのDNAを、どうやって手に入れることができるんでしょうか？」

「そこが問題かもしれません」

私は答えた。

「でも、これまでにも何度かうまくいった経験があります。遺伝性疾患の末期状態のお子さんを担当する医師は、その子から血液を採取し、将来の検査に利用できるようDNAを保存しておくことがあります。DNAバンキングと言いますが、サラを担当した医師のうちの誰かが、これをおこなったかご存知ありませんか？」

二人は悲しそうに顔を見合わせた。

「いいえ、私たちが知る限りは」

と、ケネディー氏が答えた。

「保存したことを私たちに話していないだけかもしれません。ウィルモット医師に確認していただいた方がいいかと思います」

と、ケネディー夫人が大急ぎで、すがるように言葉を加えた。

「もちろん、そうしましょう」

と、私は答えた。

「診断を確定するために、サラは筋生検を受けていましたね。以前、顕微鏡スライドに保存した組織からDNAを採取できたことがありました。サラの検査をした検査室に電話して、スライドが手に入るか確認してみます」

と、キャロルが言った。

「もしもすべてうまくいかなかったとしても、もう一つ方法が残っています。あまり良い方法とは言えませんが。組織を得るために、埋葬した遺体を掘り起こすことも可能です」

と、私は伝えたが、二人の表情を見てあわてて言葉を加えた。

「これは最終手段です。他にまったく方法がない場合にのみ、おこないます」

「私はもう十週目に入っています」

ケネディー夫人が、外見ではまだ妊娠が分からないお腹を、軽くポンポンと手で叩きながら言った。

「これらのすべてが、私たちが結論を出す時期までに間に合うと考えて大丈夫なのでしょうか？」

「最善を尽くします」

私には、それしか言えなかった。

ケネディー夫妻が帰った後も、キャロルは私の診察室に残っていた。

「あの方たちのために私たちができることが何かあるはずです。お二人はお腹の赤ちゃんをとても強く望んでおられます。きっとサラのＤＮＡを手に入れる方法があるはずです」

「私は楽観視していないよ。あの二人がＤＮＡについて何も聞かされていないなら、サラの小児神経科医はＤＮＡを保存していないと考えて間違いないと思う。ＤＮＡを利用できることを両親が知らないなら、バンキングの意味がない」

「その通りですね」

そう言って、キャロルはさらにたずねた。

「筋生検のスライドはどうでしょうか？」

「筋生検がおこなわれたのは四年ほど前になるね。検査室がそんなに長くスライドを保管しているとは思えないな」

「では、結局遺体を掘り起こすしかないと考えておられるのですか？」

「残念だけど、そう思う。でも、それは簡単なことじゃないよ。この可能性について伝えた時の二人の表情を見ただろう？　まるで幽霊でも見たかのような顔だった。これによって起こる精神的な動揺と、必要な法的手続きを完了させせなければいけないことを考えると、二人が中絶について結論を出せる時間を残した状態で回答を出せるのか、確信が持てないよ」

「急がなきゃダメですね」

と言ってキャロルは立ち上がり、出口へと向かった。

「そうだね」

と、私は答えた。


それからの数日間、サラ・ケネディーのDNA検体を見つけるため、キャロルと私はできることをすべて試してみたが、どれもうまくいかなかった。電話でウィルモット医師をつかまえるだけで一日半もかかった。ついに電話口に出た医師は私に、サラ・ケネディーと両親を覚えていること、そしてDNAバンキングについては聞いたこともない（サラもしていない）が、終末期の遺伝性疾患の患者からDNAを保存するという考えは素晴らしいと思うとコメントした。

「その検体が家族計画にどれほど役立つか、私にはよく分かります」

と南部特有のゆっくりした口調で医師は言ったが、残念ながら、今回の件では役立つものはなかった。

その一方で、キャロルはダーラム市にあるデューク大学の外科病理学部門にかかりっきりだった。サラの筋生検標本の処理と解析をおこなった部門である。彼女がダーラムに連絡した最初の日には、部門のファイルに保存されているスライドはどのような状況であっても一般に公開できない、と秘書が答えた。上司と話をしたいと伝えると、カチャっと音がした。電話が切られたのだった。すぐにかけ直すと別の秘書が出て、責任者の女性につないでくれた。しかし、その時に説明された内容も、最初の秘書の話と同様に役に立つものではなかった。最初の秘書の説明は間違っており、ある状況において、例えばセカンド・オピニオンが求められたりした場合などには、スライドは必ず公開されるとのことだった。しかし、さらに話を聞いて、キャロルの希望は再びしぼんでしまった。筋生検のスライドが保管されるのは三年間だけで、その後は直ちに廃棄されるとのことだった。サラの筋生検が実施されたのは四年前であり、スライドはほぼ間違いなく見つからないと思う、とその女性は説明した。

キャロルは絶望的な気持ちになりつつも、責任者を引き込んで筋生検スライドを探してもらうのに協力を得るべく必死に力を尽くした。ケネディー夫妻の悲しい話を語って聞かせ、スライドを手に入れることがどれほど重要なことであるか訴えた。彼女は心を動かされ、探しても無駄だとは思うが、午後に個人的にスライドを探してみる、と言ってくれた。キャロルの電話番号を聞き、翌日には結果を知らせると約束した。

彼女は実際にスライドを探して連絡をくれたが、期待した結果ではなかった。彼女の予想どおり、顕微鏡スライドはどこを探しても見つからなかった。キャロルは肩を落として私の診察室にやって来て、このことを報告した。

「次はどうしますか？」とキャロルがたずねた。

「残された方法は、遺体を掘り起こすことだけだ。ケネディー夫妻に来ていただいて、これまでのことを説明しよう」


翌日、ケネディー夫妻が診察室を訪れた。沈んだ気持ちでキャロルと私はここ数日に起こったことを詳しく説明した。希望に満ちて診察室に入ってきた二人だったが、話が進むにつれて不安の色が濃くなっていった。

「残念ですが、遺体を掘り起こすしか選択肢はなさそうです。遺体を掘り起こすことは簡単ではありませんが、お二人のお力をお借りして、できる限りだれも辛い気持ちにならないよう努力します」

と、私は言った。

「本当に、それ以外の方法はないのですか？　他にできることはないのですか？」

と、ケネディー夫人がたずねた。

「考えつくことはもう何も」

と、私は答え、その朝病院の法務部に立ち寄って入手した必要書類に記入し始めた。

「先日ここを出てからずっと、このことを考えていました」

と、ケネディー氏がキャロルに向かって話し始めた。

「娘が亡くなった後、たくさんあったあの子の持ち物を一つの箱に入れました。ノースカロライナ州から引っ越してきた時も一緒に持ってきて、予備の寝室の押し入れにしまっています。時々、あの子の誕生日や、恋しくてたまらなくなったとき、取り出して一つ一つ眺めているんです。写真や洋服、ヘアブラシ、毛布、ガラガラ、といったものです。何をしてもサラを取り戻すことはできませんが、ただ持っているだけで、遺品がそばにあるだけで、あの子の近くにいるように感じるんです。現在の私たちにとって娘にもっとも近い物です。私たちにとって、それらはサラ自身なのです。それなのに検査に使えないなんて、本当に残念です」

キャロルは黙って、ケネディー氏の言葉をじっと考えていたが、突然こう言った。

「箱の中に何があるか、もう一度言ってみてください」

その口調に、私は思わず書類から顔を上げた。

「サラの写真と」

と、ケネディー氏が左手の指を折りながら言い始めた。

「亡くなる直前の数週間に身に着けていた服が何着か。ヘアブラシと――」

「ちょっと待ってください」

と、キャロルが遮った。

「ブラシについていた髪の毛を取り除きましたか？」

「いいえ」

と、ケネディー夫人が首を横に振りながら答えた。

「できませんでした。それが……それが唯一私たちに残された、あの子の一部ですから」

「そのとおりです」

と、キャロルが、今度は興奮した様子で言った。

「サラの一部です。そして、検査を実施するのに十分な量のDNAを含んでいる可能性があります。すぐにブラシを持ってきていただけますか？」

一時間後、ケネディー夫妻は茶色い紙袋を持って診察室に戻ってきた。中にはプラスチック製でピンク色の赤ちゃん用ヘアブラシが入っていた。ブラシの毛の部分には、くすんだ金髪がかたまっていた。ケネディー夫妻からそれぞれ血液を採取した後、発泡スチロールの容器にブラシと採血管を入れ、アラバマ州バーミンガムにある検査室に発送した。そこでは、制限断片長多型《せいげんだんぺんちょうたけい》（RFLP）と呼ばれる分子解析技術を用いた連鎖《れんさ》解析をおこない、SMAを診断していた。ケネディー夫妻がサラのブラシを取りに戻っている間に、キャロルがそのアラバマの検査室で分子遺伝学者と一緒に働いている遺伝カウンセラーに電話をして状況を説明した。キャロルは楽観視していなかったが、彼らが毛髪を使って最善を尽くしてくれるとケネディー夫妻に話した。また、ブラシを無傷で返却することも約束した。

こうして、あとは待つだけとなった。私にとってもこの時間は非常に長く感じたが、キャロルとケネディー夫妻にとっては、紛《まぎ》れもない苦痛の時間だった。彼らは少なくとも日に一度は話をしていた。二週間半後、ついにアラバマの遺伝カウンセラーからの電話が来た。良い知らせだった。サラのブラシに絡みついていた髪の毛から十分な量のDNAを抽出できただけでなく、ケネディー夫妻に関しても有益な遺伝情報が得られたのだ。つまり、胎児がSMAかそうでないかを確認できる可能性が非常に高いという報告だった。

こうして、妊娠十五週でケネディー夫人は中絶手術ではなく羊水検査を受けた。検査による合併症も起こらなかった。一週間後、羊水から採取して培養した細胞を、アラバマの検査室に翌日配達便で発送した。その一週間後、結果が戻ってきた。胎児は母親から機能していない遺伝子を、父親からは機能している遺伝子を受け継いでいるとのことだった。検査室は、この赤ん坊(今では男の子だと分かっている)はSMAではないと予測した。検査結果から、この男児は父母と同様に保因者《ほいんしゃ》であると考えられた。

アラバマの検査室の予測は正しかった。羊水検査の実施から五カ月後、ケネディー夫人は三三〇〇グラムの元気な赤ん坊を出産した。姉のサラからSの字をもらってショーンと名付けられた赤ん坊は、生後三週間が過ぎた時、キャロルと私に会いに診察室にやってきた。健康的で活発、大声で泣き、乳首に吸いついたら離れようとしない。サラの人生に起こった病気の徴候はまったく見られなかった。

ケネディー夫妻は寝不足の様子ではあったが、幸せに酔いしれていた。

「暗闇の日々の中で、私たちにこんな素晴らしいことが起こるなんて思ってもいませんでした」

と、ケネディー夫人が息子をあやしながら言った。

子どもを亡くした多くの夫婦と同様に、娘のオルリーを死産した私と妻のベスのように、ケネディー夫妻はサラの思い出が確実に生き続けるようにと願って、娘の生命の一部である遺品を長い間残しておいた。残念ながら多くの場合、こうした箱や袋は地下室や予備のベッドルームや書斎の押し入れや引き出しの中にしまわれ、埃《ほこり》をかぶるだけである。そして時が経つにつれて生活は他の子どもたちや様々な活動で満たされ、箱や袋が光を浴びる機会は日に日に減っていき、やがて永久に忘れ去られることが多い。これらの形見の品が実りをもたらすことはほとんどない。しかし、サラ・ケネディーの場合、彼女の遺品の一つが世界で最も芳醇《ほうじゅん》な実を結んだ。絶望のどん底から、彼女のヘアブラシが弟をこの世に誕生させるための鍵を提供したのだ。亡くなった子どもが生きた証として、これ以上のものがあるだろうか。

後記

今回のことは、名探偵シャーロック・ホームズ流の素晴らしい演繹《えんえき》的推理でキャロルと私が突破口を開いたことにより、ケネディー夫妻の検査を実施可能にし、最終的に妊娠を継続できるようになったのだと言いたい。が、言えない。自分で答えを見つけたと思う時でも、それは単に運が良かっただけということが多い。混雑した駐車場で空きスペースを見つけるようなものだ。運良くショッピングモールの入口正面に空きスペースが見つかる時もあれば、何キロも歩いていると感じるほど遠い場所しかない時もある。ケネディー夫妻に関しては、私たちは入口正面のスペースを見つけたのだった。

本章で紹介した遺伝に関する情報は、現在では非常に時代遅れになっている。一九九五年にパリの研究チームがＳＭＡの遺伝子を見つけた[1]。ＳＭＮ（survival motor neuron）遺伝子と呼ばれ、予想どおり、五番染色体の長腕《ちょうわん》のＤＮＡ内に位置していた。この研究チームはＳＭＡ患者二二九人中、二二六人にこの遺伝子の変化があることも明らかにし、責任遺伝子であることを確認した。

この大発見は、ケネディー夫妻のような患者家族にとって天の恵みとなった。ＳＭＡの原因遺伝子が明らかになったことで、直接的ＤＮＡ分析が現実のものとなった（リスクがある人自身の遺伝子変異を探すことができる）。この方法では、以前のように家系内の患者からＤＮＡを得る必要はない。現在では、この疾患の子どもが生まれる前に遺伝カウンセリングを提供できるように、大規模な保因者スクリーニングの実施が検討されている。これらは非常に大きな成果だ！

ケネディー一家は、これらの革新的な変化の恩恵を間違いなく受けている。ショーンの誕生後、ケネディー夫人はさらに二回妊娠した。いずれの場合も、羊水検査で胎児はＳＭＡでないことが判明した（一人は機能していない遺伝子を一つ持つ保因者で、もう一人は二つとも機能している遺伝子を受け継いだ）。現在では、ケネディー夫妻は三人の健康で幸せな子どもたちの親となっている。

皮肉なことに、かつては実際に遺伝医療分野全体において、羊水検査の使命は「探して葬《ほうむ》ること」と考えられていた。羊水細胞を使って検査をおこない、異常が発見された場合は治療法がないため、夫婦には中絶するか、深刻な病気をもつ赤ん坊が生まれる運命であることを知りながら妊娠を継続するかの極めて少ない選択肢しかなかった。しかし現実は、ケネディー夫妻のような話がはるかに多いのだ。つまり、遺伝学の飛躍的進歩と出生前に遺伝性疾患を見つける我々の能力の両方が揃わなければ、SMAや他の遺伝性疾患を持つカップルは子どもを持てないまま人生を送ることになる。ショーンとその弟と妹がSMAかどうか検査できたことにより、ケネディー夫妻は三人の子どもを持てたが、そうでなければどの子も生まれてくることはなかった。これが、この領域に関連する悲しみや苦悩を感じながらも、我々臨床遺伝専門医がこの仕事を続けている重要な理由の一つである。

第八章　ミルクを飲まなくなった赤ちゃん

「最も興味深い症例を、最後に残しておきました」

前夜に当直を勤めた研修医のモリー・ウィルソンが言った。それは二月初旬の土曜日の朝のこと、私たちは子ども病院の乳幼児部門の病室の外に立っていた。モリーと病棟チームと私は、この一時間病棟を回り、立ち止まっては、その日乳幼児部門に入院していた運の悪い子どもたちについて話し合い、診察をおこなっていた。私は集中して、投げかけられるすべての事実と数字を理解しようと努めていたが、なかなかうまくいかなかった。私は疲れていたし、その日は寒く曇っていて、病院ではなく家に帰ってベッドに横になりたかった。しかし、その月の病棟指導医を任されており、現場で最も上に立つ医師として、入院している子どもたちが可能な限り良い医療を確実に受けられるようにすることが私の仕事だった。そのため、空想にふけりたい衝動《しょうどう》を振り払い、研修医の言葉に意識を集中させていた。

「この赤ん坊は男の子で、名前はジャレット・フォックスです」

モリーは話を続けた。

「生後三カ月で、昨夜、脱水症状の治療のため入院してきました。お母さんによると、ジャレットは入院の四日前からミルクを飲まなくなっていたそうです」

「ミルクを飲まない？」

私はすぐに、注意を戻して言葉を繰り返した。

「ミルクを飲まないってどういう意味だい？」

「そのままです。お母さんの話では、一週間前は元気だったそうです。とてもご機嫌《きげん》で健康で、普通の赤ちゃんと同じように動いていました。その後、火曜日になって、ミルクに興味を持たなくなりました。母親は、ただ吸うことをやめてしまった、と言っていました。それ以降、何も口にしていません」

「それはおかしいね。三カ月の子が突然ミルクを飲まなくなるなんて。そして、脱水を起こすまでお腹を空かせるなんて」

「ええ、でもそれがお母さんの説明でした」

と、モリーは答えた。

「私も信じられなくて、何があったのか、別の機会に三度もたずねたんですが、毎回同じ説明でした。水曜日からは無理やり授乳しようとしたそうですが、まったくうまく行かなかったそうです。昨日になって、もうどうしていいか分からなくなり、かかりつけの小児科に連れていったそうなんですが、そこで約五％の脱水状態にあることが分かりました。また、その小児科医は、前回診察した時よりもフロッピー（筋肉の力がゆるんだ脱力状態）になっている、と言ったそうです。それで、その医師が水分補給と精密検査目的で、こちらに紹介してきました」

モリーの報告の最後の部分、以前よりもフロッピーになったという話で、私は心が沈んだ。それは、この赤ん坊にそうであってほしくないと思う診断を示唆《しさ》するものだったからだ。

「何か思い当たる診断はあるかい？」

「私が思い当たるのはただ一つ、脊髄性筋萎縮症です」

と、モリーが答えた。

「私も同じだよ。間違っていればいいいんだけどね。じゃあ、その子に会いに行こう」

脊髄性筋萎縮症はサラ・ケネディーの死因となった疾患であり、死の宣告である。サラの生涯の話で説明したように、授乳の問題から始まり（モリー・ウィルソンが説明したジャレット・フォックスの状態と似ている）、赤ん坊はすべての筋肉を動かせなくなる。呼吸が苦しくなり、さらに呼吸困難は進み、最初の誕生日を迎える頃に通常は肺炎が原因で死を迎える。そしておそらく最悪なのは、症状が進む中で、どんどん自由がきかなくなる体に閉じ込められたまま、赤ん坊には何が起こっているのか完全に分かっていると思われることだ。二月のその土曜までに、私はこの疾患で亡くなった十人以上の患児に関わっている。ジャレット・フォックスの病室に入った時、私はこの子がこの名簿に名前を連ねることがないようにと祈った。

「フォックスさん」

モリーがジャレットのベビーベッドに近づきながら声をかけた。

「こちらはマリオン先生です。小児科の指導医です」

「こんな状況でお目にかかるのは残念ですが」

そう言いながらも、私は笑顔を浮かべ、母親と握手をした。彼女は裸足で、ペザントブラウスにベルボトムのジーンズを身に着け、長く真っ直ぐな茶色の髪を左右に分けていた。三十代前半で、サマー・オブ・ラブ（ヒッピー村）からの難民のように見えた。そして、ずいぶん寝不足の様子だった。

「あなたの体調はいかがですか」

「あまり良くありません」

彼女は言った。

「息子に何が起こっているのか、誰かが教えてくれないかと思っています」

「なんとか原因を突き止めようと思っています」

と、私は答えた。

「まず、もう一度最初からお話を聞かせていただけますか」

ためらうことなく、フォックスさんは息子の誕生からこれまでの、短い話を語り始めた。妊娠は何ら合併症もなく、ジャレットはノースセーラムの両親の自宅で誕生した。ノースセーラムはニューヨークから北へ八十キロメートルほど行ったところにある田舎町だ。ジャレットは夫妻の第二子であり、娘のシャドーは現在三歳で健康そのものだ。ジャレットの出産に立ち会ったのは助産師のみだったが、生まれたその日にかかりつけの小児科医（その地域で唯一、ホメオパシー医療と往診をおこなっている）に、極めて健康だと太鼓判を押された。新生児期に特に変わっていると感じたことはなかった。彼女の言葉で言うと、「他の赤ちゃんと同じ」だった。

その小児科医は、生後二週間、一カ月、二カ月の時にもジャレットを診察している。赤ん坊は予防接種も受け（家族はホメオパシー医療を信じ、厳格なベジタリアンだったが、病気予防に免《めん》疫《えき》が重要であることはよく理解していた）、成長と発達にも問題はなかった。フォックスさんは、長期間母乳で育てることに信念を持っていた。そして、ジャレットは絶対に母乳以外を口にしたことがないと私に話し、

「娘は二歳まで母乳だけで育てました」

と誇らしげに言った。

しかし、このジャレットの完璧な乳児期も先週の火曜日に終わりを告げた。フォックスさんの話では、その時ジャレットは午後のお昼寝から目を覚まし、ただただ授乳を拒否した。

「私のおっぱいに吸いつこうとしないんです」

彼女は悲しそうに言った。

「何をしても、まったく関心がなさそうでした。まるで頭の中のスイッチが切れてしまったかのようで、もう何もする気がないといった感じです」

「お腹は空かせていましたか?」

診断に少し確信が持てなくなりながら、私はたずねた。

「ええ、最初は。初日は激しく泣いて、見ていられませんでした。でもその後、だらりとして生気がなくなった感じで、おとなしいと言うか、もうどうでもいいと思っているかのようでした」

赤ん坊を見ると、フォックスさんが言っている意味が分かった。かわいい子だが、ジャレット——左腕に点滴をつけ、左の鼻の穴には栄養補給をおこなうための経鼻《けいび》胃チューブがのぞいている(チューブのもう一方の端は咽頭、食道を経由して胃に到達している)——は、病院のベビーベッドに力なく、ぬいぐるみの人形のように横たわっていた。私と目は合わせるが、目の奥は私をまったく認識していないような様子だった。無気力で無表情な顔で外を眺めていた。

「SMA(脊髄性筋萎縮症)じゃなさそうだ」

そう言いながら、私は首を振った。診察を終えてから、フォックスさんにお礼を言い、神経科医と話をする必要があるのでまた後で来ます、と伝えた。再び病棟チームは廊下に集合し、検討を続けた。

「ＳＭＡはこんな風に突然始まったりはしない。数日または数週間かけて徐々に弱くなっていくんだ。最初、両親は赤ん坊が少しフロッピーになっていると気づき、翌日はさらにもう少し、そして最後に、生きるのに十分な量の栄養を与えることができなくなっていることに気づくんだ。病院にやってきて脱水と診断されるのは、その時点でだ。でも、この患者はスイッチが切れたように突然弱ってしまった。ＳＭＡにしたら急すぎる！」

「その意見に賛成です。まるで毒を盛られたようです」

と、モリーが言った。

「何の毒です？」

インターンのエリックがたずねた。

「母親の話では、赤ん坊は母乳しか飲んでいません。もし母乳に含まれる何かで赤ん坊が中毒を起こしたのなら、母親も影響を受けているはずではないでしょうか」

「良い点を突いてるね」

そう言った私の頭の中で、記憶を呼び覚ます小さな鐘の音が鳴り始めていた。

「でもモリーは正しいよ。突然の発症は中毒のように思えるね。それが何なのか、分かったかもしれない」

それ以上何も言わず、私はジャレットの病室に戻り、病棟チームも後に続いた。

母親はジャレットのベビーベッドの脇の椅子に腰かけていたが、私たちが近づくのを見て立ち上がった。

「お邪魔して申し訳ありません」

私は声をかけた。

「もう一度お伺いしますが、ジャレットの変化に最初に気づいたのは、いつのことですか？」

「火曜日の午後、この子がお昼寝から起きた時でした。眼が覚めるといつもお腹を空かせていて、おっぱいのことしか頭にないんですが、その日は何をしてもおっぱいに吸いついてくれませんでした」

私はうなずいた。

「それで、お嬢さんですが、三歳でしたね？」

「はい。シャドーは三歳です」

「シャドーはジャレットと仲良くしていますか？」

「それはもう、かわいくてたまらない様子です。お姉ちゃんでいることが、とてもうれしいようです」

「ジャレットの世話も手伝ってくれますか？」

「しょっちゅうです」

フォックスさんは笑顔で答えた。

「いつも手伝ってくれます。おむつの交換も手伝いますし、おっぱいを吐いてしまった時も、タオルで拭きとってくれます。私はシャドーのママで、シャドーはジェレミーのママだと言っています」

この話を聞いて、私も微笑んだ。

「ジャレットは母乳だけということは、シャドーが食事を与えたことはないですよね?」

「ええ、させたことはありません。でもいつも食べさせるふりをしています。食事の時は、ジャレットのベビーチェアをシャドーの横に置いているんですが、時々、スプーンで食べ物を弟の口にいれるふりをしています。とてもかわいくて、二人とも、とても楽しんでいるようです」

「でもあなたが知る限り、本当に食べさせたことはないんですね?」

「絶対にありません。主人か私のどちらかが必ず食卓で見ていますから。赤ちゃんの口の中に物を入れるなんてことは、決してさせません」

私はうなずいて、質問を続けた。

「フォックスさん、シャドーは朝食に何を食べていますか?」

彼女はこのまったく関係ない質問に少し驚いた様子だったが、ためらうことなく答えた。

「温かいオートミールと、ミルクを一杯です。なぜこんな質問を?」

「シャドーはオートミールに何も入れずに食べていますか? それとも、砂糖を入れていますか?」

と、私はたずねたが、答えはすでに分かっていた。

予想したとおり、彼女は私に怒りの表情を見せた。

「マリオン先生、我が家には砂糖なんて置いていません。砂糖は毒です」

「そうですか。砂糖はないんですね」

私はさらに踏み込んでたずねた。

「でも、シャドーはオートミールを甘くするために、何かを入れていますか？」

「はちみつを使わせています。でも、せいぜい小さじ一〜二杯です」

「精製はちみつですか？」

この答えも、たずねるまでもなく分かっていたが、私は質問した。

「もちろん違います」

彼女はそう答えて、また怒りの表情を浮かべた。

「精製することで、はちみつの滋養がすべて失われてしまいます。我が家では、精製していない純粋はちみつしか使いません。私たちが体に取り込むものはすべて、混じりけがない天然のものだけです。ですから私たち家族はいつも健康なのです」

私は続けた。

「フォックスさん、いくつか検査をしなければいけませんが、ジャレットは良くなると思いますよ。ほぼ間違いなく、これはボツリヌス中毒です」

私に乳児ボツリヌス症の可能性を考えさせたのは、フォックスさんの、自分と家族の食べ物に関する妄信《もうしん》的態度と、ジャレットの症状が突然始まったことである。彼女に質問をして診断を考えながら、私はこの赤ん坊を突然弱らせたに違いない筋書きを思い描いていた。

その火曜日の朝早く、フォックス一家は全員キッチンにいた。ジャレットはベビーチェアに嬉しそうに座り、姉の横でテーブルに向かっている。姉はいつもの温かいオートミールの朝食を楽しんでおり、オートミールの上には蜂の巣から採取されたばかりの天然のはちみつが何滴か垂らしてある。両親はキッチンにいたが、自分たちの朝食の支度に忙しく、一日をスタートするための準備を急いでいる。その結果、子どもたちには十分な注意を払えていない。子どもたちは、二人とも安全で、満足げで、幸せに見えた、そして、非常に近くにいた。その時急に、シャドーはジャレットの母親代わりを演じて、スプーンでオートミールをすくって無言で弟に差し出した。弟は、固形食（あるいは半固形食）の味も感触も経験したことがないため、喜んで口に入れる。そして、不思議な感触の食べ物を口の中でじっくりと転がしてから飲み込んだ。シャドーは依然無言のままボウルをすっかり空にし、弟は満足して微笑んだ。

その後、ジャレットはいつものように午後の昼寝をした。眼が覚めると、不思議なことに、母親のおっぱいに吸いつけなくなっていた。私の質問に対するフォックスさんの答えを聞きながら、私はこの筋書き（あるいはそれに似た筋書き）が起こったのだという確信を強めた。そうに違いなかった。話を聞き、ジャレットを診察した後は、それ以外に納得のいく説明を思いつけなかった。

フォックスさんのように、ほとんどのアメリカ人は《純粋》《天然》という言葉が食品に使われた場合、《健康》《栄養がある》と同じ意味であると信じている。多くの食品においてこの考えは正しいが、はちみつの場合は、天然の状態で食べることで重症の疾患を来《きた》したり、死に至ることさえある。はちみつが作られる環境のもとでは、未処理のはちみつにはボツリヌス中毒を引き起こす細菌であるクロストリジウム・ボツリヌムの芽胞（胞子）が含まれていることがある。ほとんどの人では、これらの胞子が混じっていても深刻な問題は起きない。大きな子どもや成人の胃や腸管の環境は、容易に毒素を壊すことができるからだ。しかし、腸管が未発達な一歳以下の乳児では、毒素は腸内で無傷のまま生き長らえ、大きな問題を引き起こす。腸管のひだを経由して血流に入ると、芽胞は体中に運ばれる。そこで芽胞は末梢神経と結合し、その結果、中枢神経の指令が筋肉に伝達されなくなる。汚染したはちみつがほんの少量でも吸収されると、元気だった赤ん坊は急激にフロッピーで、無気力で、静かになり、笑うことも、泣くことも、吸うこともできなくなる。体に入った芽胞の量が多ければ、呼吸に関わる筋肉を含むすべての筋肉が麻痺《まひ》する。早く気づかないと、中毒を起こした乳児はすぐに息を止め、極めて重度な呼吸困難を来たし、数分以内に死に至る。

しかし、診断が早ければ、後遺症なく完全に回復する可能性は高い。抗毒素療法はないが、神経系への芽胞の影響はやがて弱まり、最終的には消失する。経管栄養や酸素吸入、呼吸困難を来した場合には人工呼吸器を装着して、数週間から数カ月間続くであろうこの時期を持ちこたえれば、患児は発症前の状態に戻れるであろう。

ジャレット・フォックスが中毒を起こす前の状態に戻るまでには五週間以上かかった。回復までには合併症も避けられず、最もひどい時は危篤《きとく》に陥った。二月のあの土曜日の午後には呼吸困難を起こし、血液ガス分析（血液中の酸素や二酸化炭素の含量などの検査）の結果、二酸化炭素の上昇と酸素の低下（呼吸機能不全の徴候）が明らかになったため、ジャレットは乳幼児部門から集中治療室へと移され、挿管されて人工呼吸器につながれた。数週間の間、筋肉を動かすことも、吸ったり飲み込んだり、泣いたり笑ったりすることも、息をすることもできないほど弱っていたため、機械に頼ることを余儀なくされた。その間もずっと、経鼻胃チューブを通して母親の母乳（彼女はそれ以外は許さなかった）が与えられていた。

私がフォックスさんに、ジャレットはボツリヌス中毒であろうと告げた時、彼女は私が狂っていると考えた。ジャレットの病気に関する私の見解を説明している間、彼女の頭に次のような考えが浮かんだのではないかと確信している。

『こんなおかしな病院から、私の赤ちゃんをすぐに連れ出さなければ』

しかし、数分後に神経科医がやって来て私の意見に賛成した時、彼女は考え直し始めた。そして、筋電図（筋肉と神経の機能を測定する検査）により、ボツリヌス中毒と合致する重度の末梢神経障害があることが分かると、彼女も私の考えた筋書きに納得した。

　検査結果が出るまでに三週間かかったが、報告書によれば、ジャレットから採取した血液と便だけでなく、フォックス家の食品庫のはちみつからもボツリヌス菌毒素が検出された。その時点で筋書きが正しかったことは明らかだったので、私はフォックス夫妻に、シャドーを問い詰めたり責めたりしないようお願いした。それはジャレットのためにならないこと、そして、シャドーに耐えられないほどの罪の意識を持たせてしまうことになると説明した。それよりも、彼女と話をして、二度と弟の口に何かを入れたりしてはいけないのだと理解させるよう提案した。

　三月初旬、看護師がジャレットの左足がぴくぴくと動いていることに気づいた。最初はほんのわずかだったため、彼女は単なる気のせいかと思ったが、数時間後には、さらに動くようになった。ゆっくりと、ジャレットの末梢《まっしょう》神経系から毒素の影響が消えていった。筋肉が生気を取り戻したのだった。

　その後、数日のうちに徐々に人工呼吸器を取り外し、最終的には抜管《ばっかん》（呼吸器に繋がれていた気管チューブを抜くこと）できた。試験的に自分の力でミルクを飲むことも再開し、最初は注射筒から、次に哺乳瓶から、そして入院して一カ月以上が過ぎた時、ついに母親の乳房から直接母乳を飲んだ。理学療法士と作業療法士の助けを得て、筋肉の訓練と強化もおこなわれた。四月初旬、ジャレットは退院し、帰宅した。ほぼ以前の状態に戻っていた。

フォックスさんは相変わらず、フォックス家の食品庫を満たす自然食品が家族の健康を維持する唯一の方法であると説いている。しかし、彼女が家族に食べさせていた純粋な天然はちみつが息子の重病の原因となった事実は、ジャレットが退院するまでには受け入れることができていた。

第九章　クリスマス・プレゼント

私の仕事の中で、子どもが遺伝子疾患であると両親に伝えることほど辛いことはない。心が痛み、いつも苦悩するが、残念ながら、これは臨床遺伝専門医が避けては通れない仕事だ。私たちが扱う疾患の多くは、予後（将来の見通し）が非常に悪い。このような状況において、私たちは裁判官や陪審員のような役目を強いられる。その子が病気になったという理由で有罪とし、子どもに死刑を宣告し、その家族に生涯にわたる苦しみを与える。ほとんどの場合、いったん診断が確定して結果が伝えられたら最後、私たちが何をしても、すでに定められた結果を回避することはできない。病気を治すこともできなければ、病気の経過を大きく変えることさえ、ほとんどできないのだ。できることと言ったら、その子の存在が可能な限り受け入れられるように、子どもとその家族のイベントをお膳立てできればと願うことだけである。

そんな出来事が、スウィーニー一家に初めて出会った時に起こった。それは、クリスマス直前の金曜日だった。ニューヨーク州ウエストチェスター郡にあるガーウッド小児療育病院には、クリスマスの季節にどの子ども病院でもありがちな取り繕《つくろ》ったお祭りムードが漂っていた。キラキラした細いリボンと点滅電球、派手に飾りつけされたクリスマス・リース（常緑樹で作った飾り）やクリスマス・ツリー、そして大きな燭台《しょくだい》が、病院を覆い尽くしているかのようだった。こういった細やかに配置された色とりどりで楽しい飾りつけにもかかわらず、その空間には相変わらず無力感と絶望感が漂っていた。

スウィーニー一家を初めて見かけたのは、研修を終え遺伝領域の研究員として二年目を迎えたエイミー・マクドナルドと私が、ガーウッド小児療育病院のベン・ソンタグ事務局長と廊下で立ち話をしていた時だった。母親と父親と息子が、外来部門に向かって廊下を急ぎ足で歩いて行った。私が立っている場所からは、その男の子の横顔しか見えなかったが、エイミーは真正面から見ていた。その子は私たちの前を通り過ぎる時、両親の手にしがみついて体を支えていた。エイミーも私もその姿を見たのはほんの数秒だったが、チラリと見ただけで十分だった。特徴的な顔つき、厚めで強《こわ》ばった手、ぎこちなく前かがみな足取りが、私たちが知りたいことすべてを伝えていた。エイミーを見ると、彼女も私を見ていて、お互いに頷《うなず》いた。

「どうしたんだい？」

私たちの様子の変化に気づいたベンがたずねた。

「あの男の子は……」

エイミーが答えようとした。

「あの子がどうかしたのかい？」

ベンはそう言うと、廊下の先に目をやった。彼がその家族に気づいたのは、おそらくその時が初めてだった。

「あの子はムコ多糖《たとう》症だよ」

と、私は答えた。

「確かに病気のようだが」

と言って、ベンはたずねた。

「ムコ多糖症って何だい？」

「ライソゾーム病です」

エイミーが答えた。

「通常は中枢神経の変性を起こして早期の死亡を来す、さまざまな症候群の一つです」

「君たちは、廊下を歩いている姿をほんの数秒見ただけで、それが分かるのかい？」

「ベン、廊下を歩いている姿を見ただけで分からなければ、僕たちはこの病院の遺伝学専門家としての価値がないよ」

と、私は答えた。

「おそらく、ハンター症候群じゃないかと思います」

と、エイミーが言った。

「ハンター症候群なら知っている。少なくとも大変な病気だということは、私も知っているよ」

エイミーと私はうなずいた。

「あの子が何をしに来たのか、確認したほうが良さそうだね」

と、私は言った。

この時には、親子はすでに外来部門の方向に廊下の角を曲がって、見えなくなっていた。エイミーと私が彼らを追って廊下を進んでいくと、両親は待合に座り、男の子は中身がいっぱい詰まったおもちゃ箱で遊び始めたところだった。私たちは受付に入った。

「あの子は誰だい？」

私は受付係のジョアンにたずねた。

「トミー・スウィーニーです。先生の午後一番の患者さんですよ」

私はその子のカルテを予約箱から取り出し、ページをパラパラとめくり始めた。そして、遺伝カウンセリング依頼書を読みながら、心が沈んでいった。

「三歳で、聴覚機能訓練士のアイリーン・ウッズから検査目的の紹介だ」

私はエイミーの方を向きながらつぶやいた。

「難聴と全般的な発達の遅れがある」

「ハンター症候群に関する記載はありますか？」

私はさらにカルテをめくった。聴力検査の結果、軽度から中等度の伝音性難聴であることが分かっている。アイリーンのメモには病歴が簡単に記されていた。一年前に話すことができたのは六つの単語だった。しかし最近は、新たに単語が増えることも、単語をつないで文にすることもないばかりか、明らかに能力が低下しており、言葉でのコミュニケーション能力をすべて失いつつあった。カルテには、このメモと保険に関するいくつかの情報以外は何も書かれていなかった。

「いや、診断名は書かれていない」

私はエイミーに言った。

「アイリーンと話した方が良さそうだね」

聴覚機能訓練士のアイリーンはオフィスで事務仕事をしていた。

「トミー・スウィーニーが来てるんだが」

私はアイリーンの机の正面に置かれた椅子に腰かけて言った。

「見たところ、ハンター症候群か、ムコ多糖症の他の病型のどれかではないかと僕たちは考えているけど、この可能性について、誰かがご両親に伝えたことはあるかな？」

アイリーンは首を振った。

「いいえ、誰も。私が初めて会ったのは二週間ほど前です。トミーは言葉がひどく遅れているとのことで、ご両親から直接予約がありました。お二人はもう一年以上も心配しているんですが、小児科医はそれを無視して、話し始めがちょっと遅いだけで、すぐにみんなに追いつくと言っているそうです」

「ありがとうございます」

エイミーが口をはさんだ。

「その情報はとても役立ちます」

「ご両親は、トミーはちょっと遅れているだけではないと分かってます」

アイリーンは話を続けた。

「主治医の助けが得られないので、いよいよ自分たちで何とかしようと決心したそうです。トミーに出会った時、私も何らかの病気だと思いましたが、それが何かは分かりませんでした」

「私たちの予約を取るように、どうやって話を持っていったんだい？」

と、私はたずねた。

「それは簡単でした。聴力検査の結果、かなりの難聴があると分かったので、こういった問題は遺伝する場合があることと、臨床遺伝専門医に診てもらうことはトミーのためになる可能性があることをお伝えしました。お二人は、すぐに納得してくれました。お母さんは、トミーの問題の原因が分かるまで、次の子どもは作らないつもりだと仰っていました。お二人ともとても良い方たちで、非常に心配しておられます。」

「心配するのはもっともだよ」

私は言った。

「ハンター症候群の子どもがどうなるか、君は知っているかい？」

アイリーンがうなずいた。この病院での勤務が長く、経験豊かな聴覚機能訓練士である彼女は、これまでに様々な種類のムコ多糖症の子どもや若者のケアをおこなっていた。長年にわたり、患者の言語と聴覚能力がゆっくりだが確実に低下していく避けられない状況を、注意深く几帳面に記録していた。

「この話を、ご両親はどう受け止めると思いますか？」

エイミーがたずねた。

アイリーンは、ほんのしばらく口ごもった後、こう答えた。

「精神的に、打ちのめされると思います」

私はうなずいて、エイミーと一緒に部屋を出た。


その日はクリスマス前の金曜日だったため、病院の職員は皆、早めに仕事を終えて帰ろうと計画していた。私は、スウィーニー一家に会う前に、疑わしい診断を確定するための検査がすべて実施できるか確認しておきたいと思った。エイミーと私はオフィス（病院の経営部門に位置している）に戻り、電話をかけ始めた。私は放射線技師に電話して、約一時間後に全身の骨レントゲン検査ができるか確認した。エイミーは検査室に電話をかけて、血液と尿を採取し、箱詰めして検査会社に郵送してもらえるか確認した。どちらの相手も、ムコ多糖症の子どもの検査がその午後に発生する可能性を少しも歓迎していなかったが、午後三時までに患者を送ってくれたら必要な対応をすると、しぶしぶ請け負ってくれた。

電話を切ってから、私は椅子の背もたれにもたれかかり、ため息をついた。

「これは本当に気が重いよ」

私は沈んだ声でエイミーに言った。

「ご両親に伝えるのは本当にイヤだよ。でも、仕方がない。片付けてしまった方が良さそうだ」

私が立ち上がろうとすると、エイミーが言った。

「ボブ、本当にそうしたいですか？」

「いや、もちろんしたくはないさ」

そう言って、私はまた椅子に腰を下ろした。

「だけど、他に選択肢はあるかい？」

「今日は、クリスマスの三日前ですよ。この男の子がハンター症候群だとしたら、この病気になって三年ということですよね？」

「そうだね」

「三年間この病気だったのなら、来週も、それ以降も、きっとこの病気ですよね」

私はうなずいた。

「ということは、あの方たちにとって、クリスマスはすでに今の状態で十分つらいものになると思います。彼らがこれから経験することを考えてみてください。自分たちのたった一人の子どもに何かが、会話をできなくさせるような何かが起こっていると、分かっておられます。彼らにはもどかしいことでしょうが、少なくとも病名や今後の見通しを知らなければ、いくらかの希望を持ち続けることはできます。お二人とも内心ではきっと、どんな問題であっても薬や手術で治すことができるとか、自然に良くなることがあるかもしれないと考えておられると私は思います。そう思いませんか？」

私はまたうなずいた。エイミーは話を続けた。

「もし私たちが、息子さんは治療できない神経変性疾患（脳などの中枢神経の細胞が機能を失う病気）で、今後も人とコミュニケーションを取ることができないだけでなく、二十歳まで生きられないだろうと伝えたら、どんなクリスマスになるでしょうか」

私はエイミーの言葉をじっと考えた。そして、しばらくしてこう答えた。

「確かにそうだね。今日伝えることで、来週味わえるはずの楽しみを打ち砕くことになる」

「もしも何らかの治療法があるとか、妊娠に関わっているとしたら話は別ですが、魔法の薬はないし、アイリーンの話では、お子さんに何が起こっているのかはっきり分かるまで、子どもを作らないということでした。今日診断をつけても、来週でも、あるいは来月であっても、何も変わりません」

私は何度もうなずいた。

「でも、一つ問題がある。彼らはすでにここに来ているんだ。彼らに会うのに、私たちの考えを伝えないというのは心地悪いよ」

オフィスは静まり返り、エイミーも私も何か方法はないかと考え込んでいた。そしてついに、電話に手を伸ばしながら、私がその静寂を破った。

「嘘《うそ》をつくしかないな」

外来受付に電話をかけながら、私はこう付け加えた。

「エイミー、分かっていて欲しいんだが、私はこんな対応を勧めているわけでも容認しているわけでもないよ。ただ、真実を告げないことが、患者とその家族のためになる場合もあると思う」

呼び出し音が二回鳴り、受付係が電話に出た。

「ジョアン」

私は、できるだけ痛そうな声を出した。

「ボブ・マリオンだ。申し訳ないんだけどね、そちらで患者さんが待っておられることは分かっているんだけど、ひどい片頭痛でね。薬を飲んで横にならなきゃいけない状態なんだよ。僕の代わりに患者さんにお詫びして、一月の最初の金曜日に予約を変更してもらってくれないかな？」

三十分後、私はオフィスから出て姿を見せた。深刻な頭痛は奇跡のように治まり、次の患者に対応できる状態となっており、スウィーニー一家は、すでに帰ってしまっていた。エイミーと私は、その日の午後に予約が入っていた遺伝カウンセリングをすべて終えた。私たちがほとんど人けがなくなった病院を出た時も、私はまだスウィーニー一家について考えていた。本当に正しいことをしたのだろうかという思いが頭の中を巡っていた。

一月初旬、スウィーニー一家が再び来院し、エイミーと私の懸念をついに伝えなければいけない時が来た。予想した通り、大変な遺伝カウンセリングとなった。夫婦は私たちの話を十分すぎるほど理解したが、トミーが単に軽度の難聴ではなく、もっと重症の疾患であると伝えても、最初は認めようとしなかった。しかしあらゆる根拠を明確に示すと、最終的には私たちの結論を受け入れた。手を取り合って静かに泣く二人に、たとえ検査結果がどうであろうと、トミーがハンター症候群であろうと別の種類のムコ多糖症であろうと、あるいは他の病気であったり、結果が何も出なかったとしても、私たちは情報提供やアドバイスをおこない、今後も息子さんの経過を確認し、お話するだけのことでも、いつでもお力になりますと伝えた。

その午後は、トミーの全身をくまなく調べた。レントゲンでは、多発異骨症《たはついこつ》というムコ多糖症の典型的な骨の症状が確認された。尿検査でも同様に、デルマタン硫酸《りゅうさん》とヘパラン硫酸という化学物質の数値が著《いちじる》しく高くなるという特徴が認められた。さらに、血液を用いてイズロン酸スルファターゼ酵素を測定した結果、活性が完全に失われていることが分かった。これらの結果はすべて、ハンター症候群の診断を裏付けるものだった。

私がスウィーニー氏の会社に電話をし、検査結果が予想通りだったことを伝えてから、すでに一カ月以上が経過した。トミーは直ちに理学療法、作業療法、言語療法の厳しいメニューを開始し、すでに運動能力にいくらかの改善がみられているが、相変わらず話すことはできていない。私は少なくとも週一回は、トミーの両親がこの精神的なショックに耐えられているか確認するために、様子を聞いている。彼らはある程度うまくやっているようだ。先週スウィーニー夫人は、自分も夫も夜なかなか寝つけないのは同じだが、一つ進歩したことがあると言っていた。二人とも昼間に泣かずに過ごせるようになったそうだ。

昨日、診療の合間に私はスウィーニー氏と電話で話をした。トミーの診断が確定してから彼らの人生がどのように変化したかについて、そして初めて、クリスマスについて話を聞いた。

「あの日がどれほど素晴らしい一日だったたか、ご想像いただくのは難しいだろうと思います。わが家には笑い声と幸せが溢れていました。私たちのそれぞれの両親も夕食にやって来て、プレゼントを交換し、そしてもちろん、どちらの両親にとっても唯一の孫であるトミーが私たちの中心でした。それ以降に起こったことを考えると、あの時の幸せが信じられないほどです。あのクリスマスを私はいつも思い出します。自分たちが普通の世界にいると思っていた最後の時でした」

数分後、私はさよならを言って受話器を置き、椅子に腰かけたまま考えた。十二月も終わりに近づいていたあの日から、私はあの嘘が正しいことだったのだろうかと何度も思いを巡らせていた。普通は患者に嘘をつくことを正当化するのは難しいが、ある状況、ある場合においては、許されるのかもしれないと結論づけた。あのクリスマス前の金曜日にスウィーニー一家に話を伝えなかったことは、正当化できる状況の一つだったと思う。彼らに会わないことで、エイミーと私は、彼らの人生が取り返しのつかないほど大きく変わってしまう前に、思い出に残る最後のクリスマスを楽しんでもらうことができた。あの嘘は、私たちからスウィーニー一家へのクリスマス・プレゼントとなった。

追記

一九九六年に医学誌『アメリカン・ジャーナル・オブ・メディカル・ジェネティックス』でトミー・スウィーニーとその家族に関する話を発表したところ、かなり多くの反響があった。この話は明らかに、臨床遺伝学領域の人々の反発を呼んだ。私たちの多くは、金曜日の午後や祝祭日の前日に検査室から出生前診断で異常が見つかったという連絡を受けることが珍しくないが、その結果をすぐに家族に伝えるか、あるいは待つかという決断を、決して抵抗なくおこなっているわけではない。一方で、週末や休暇の間、私たちが当人に関わることができない状況で、三日も四日も診断結果を知りながら過ごさせるのは、冷酷非道な罰を与えているように思える。しかし同時に、このような論理はパターナリズム（強い立場の者が弱い立場の者のメリットを考えて本人の意志にかかわらず介入すること）であり、これを決定するのはその家族であるべきで、臨床遺伝専門医ではないという反論もある。

発表した医学誌に届いた手紙の中で最も私が心を痛めたのは、フィラデルフィアの臨床遺伝専門医、アラン・ドネンフェルド医師により語られた話だった。

クリスマスの少し前、一人の女性が高年妊娠のため羊水検査を受けました。私たちに結果が伝えられたのはクリスマスイブで、胎児はダウン症とのことでした。私たち遺伝部門のスタッフは、その夜に患者に電話をする方が良いのか、あるいはクリスマスの翌日まで待つ方が良いのかを決めるため、長時間話し合いました。この夫婦と会った遺伝カウンセラーの印象は……（中略）……決定をおこなう上で重要でした。結果として、マリオン先生と同様に、クリスマスイブに伝えることは衝撃的であるし、その翌日に遺伝カウンセリングをおこなうこと（当院では出生前診断で異常結果を患者に伝える時は、これが慣習になっています）もできないため、何の利益も生まないだろうと結論付けました。クリスマスイブに伝えれば休暇は台無しになり、何の利益にもつながらないと考えたのです。患者には、クリスマスの翌日に電話をしました。彼女は打ちのめされていました。そして私たちの身がすくむようなことを言ったのです。

「クリスマスの前に分かっていたら良かったのに。昨日、私の大好きな親戚が全員集まった席で、赤ちゃんが生まれると発表したんです。先に分かっていたら誰にも言わなかったのに」

ドネンフェルド医師は手紙を次のように結んでいる。

「善意であるにもかかわらず、患者に不必要な苦しみを味わわせないためにおこなった判断が、残念な結果になることもあるのです」[1]

困難な道だと思う。患者とその家族にとって最善となることをしたいと思う一方で、患者のためになる決定を本人たちの意見も聞かずにおこなうというパターナリズムに陥りたくないとも思っている。厳格な態度で、一つの方針（常に家族に結果や考えを直ちに伝えるなど）を取ることが最も楽な立場かもしれない。しかし、それによりその家族に困難が降りかかる可能性がある。したがって、私はこれまでどおりで行こうと思う。つまり、個々の症例に個別に対応し、その家族について私が知っていることを考慮に入れて、私が最善と思う決定をする。それはパターナリズムかもしれないが、ほとんどの場合、この方法でうまくいくように思う。

トミー・スウィーニーが診断された後、ハンター症候群の治療は飛躍的に進歩したが、その進歩は論争を巻き起こした。二〇〇六年、米国食品医薬品局は、ハンター症候群の患者にエラプレース（イズロン酸スルファターゼの一種）の使用を承認した。この薬は患者である男性および男児の心機能、肺機能、整形外科学的機能を改善させることが明らかになっている（他の種類のムコ多糖症は常染色体劣性遺伝形式をとるが、ハンター症候群はX連鎖性劣性遺伝形式で、病気を発症しない保因者の母親から息子へと遺伝し、男児は五〇％の確率で病気になる。したがって、事実上ハンター症候群の患者は全員が男性である）。しかし、エラプレースは血液脳関門――血流に乗って全身をめぐる化学物質から脳を守るための膜構造――を通過できないため、患者の中枢神経系には効果を与えることができない。したがって、治療をしても、ハンター症候群の男性患者はこの病気の特徴である神経機能の低下が続くことになる。この理由で、トミーの両親はエラプレースを使用しないことにした。週一回必要とされる静脈注射が、その効果に見合わないというのが理由だった。

トミーが四歳の時に家族がルイジアナ州に引っ越すまで、私はガーウッド小児療育病院で彼の経過観察を続けた。今はもう私は彼の主治医ではないが、毎年家族からクリスマスカードが届く。カードには毎回トミーの写真が一枚添えられているが、それらの写真には、何年にもわたりゆっくりと丘を下るように、この悲惨な病気が彼の知性と身体をむしばむ様子が記録されている。そして毎年十二月にスウィーニー一家のカードが届く度に、クリスマスになると思いだす一家からクリスマスカードが届くという皮肉めいた巡り合わせに驚きを感じている。

クリスマスは、いつも私にとってつらい時期である。一年の終わりでもあり、次の一年の始まりでもあるこの時期は、スウィーニー夫妻のように両親が人生を振り返ることが多い。彼らは時が過ぎて行くこと、子どもの状態が悪くなり避けられない事態が起こるまでに、クリスマスなどの祝い事はそれほど多く残されていないであろうことに気づくのだ。そのため、何年もの間、私は患者が休暇時期をより楽しめる方法を見つけようと努力してきた。時には患者が、私の休暇時期を楽しくする方法を見つけてくれることもある。それが、インターン時代にアンドレ・ワトソンを担当した時に起こった。

その年の十二月、研修プログラムの責任者である主任研修医がある実験をおこなった。私たちが愛する家族と充実した時間を過ごせるように、通常の三晩に一度の当直ではなく、二晩連続で当直をおこなうことにしたのだ。クリスマスイブとクリスマス当日、大晦日と元旦、あるいはその間の連続した二晩の当直が割り当てられた。そうすることで、インターンはそれぞれ四日間の小休暇をなんとか取得することができた。

それは大変良い考えで、インターン時代の四日間の連続休暇はヤル気につながったが、その代償は大変大きなものだった。交代要員もなく、五十時間以上の連続した時間を病院で過ごさなければならないのだ。その月、私の持ち場は第二小児病棟の小児感染症フロアだった。十二月の当直スケジュールは十一月末に掲示されたが、私の名前は十二月二十四日と二十五日に記載されていた。

その年の十二月二十四日は火曜日だった。いつもどおり、私は午前七時に出勤し、インターンがいつも平日の朝におこなう日常業務を始めていた。自分の患者の様子を見た後（その朝は六人だった）、病棟チームと共に定時の回診をおこなった。午前十時、私たちの指導医のマン医師がやって来て、正午頃まで指導医回診をおこなった。これらの公式な業務が終わると、そのフロアをその月に担当している別の二人のインターンは素早く仕事を済ませ、私に申し送りをおこなった。その日はクリスマスイブだったので、二人とも予定があり、できるだけ早く病院を出たかったのだ。

そういうわけで、午後三時半までには、私は実質的に一人だけになった。他のインターンたちは帰ってしまい、医学生は休暇中で、私と一緒の当直の研修医は他の三つの病棟も担当していた。その夜、この当直の研修医は二回しか確認にやって来なかった。そこにいたのは、私と、家で家族と一緒にクリスマスを祝いたいと強く望んでいた二人の看護師と、十二人程度の患者だった。それは、休暇中は何とか家に帰してあげようと我々が手を尽くしたにもかかわらず、非常に状態が悪かったために退院が叶わなかった子どもたちだった。

クリスマスイブの小児病棟以上に悲しいものはないだろう。クリスマスが来るまで、病棟の事務員や親切なボランティアたちが、何時間もかけて壁に飾りつけをする。ナースステーションの近くは、プラスチック製のクリスマス・ツリーと大きな電気燭台が置かれていた。しかし、楽しげな飾りつけでいっぱいなのに、しっくりこないものがあった。その夜に病棟にいた入院患者の中には乳幼児もいて、彼らは小さすぎて、自分たちがどれほど運が悪いのか認識していない。しかしそれ以外の患者は、病気ではあったが、クリスマスはこんなふうに過ごすものではないはずだと分かっていた。

少なくともほとんどの子どもたちは、クリスマスイブには家族がやって来て一緒に過ごしていたのでまだ良かったが、私と同様に、アンドレ・ワトソンはその夜を一人ぼっちで過ごしていた。アンドレは八歳でデトロイト市在住だが、前日の金曜日に母親に飛行機に乗せてもらい、おば一家とクリスマスを過ごすためボストンを訪れていたのだった。しかし、土曜日に高熱を出し、日曜日の朝にはほぼ意識不明となった。死んでしまうのではないかと心配したおばが私たちの病院の救急救命室に連れてきた。そこで髄液《ずいえき》検査をおこない、救急救命室の医師が疑ったとおり、細菌性髄膜炎《ずいまくえん》であることが確認された。これは、脳を取り巻いている液体（髄液）の感染症で、非常に重症で死に至ることもある。アンドレには点滴が開始され、大量の抗生物質が静脈内に注入された。そして、経過観察と抗生物質治療のため入院していた。

私たちのフロアに来た時のアンドレは重症だったが、四十八時間が経過し、状態は著しく改善していた。月曜日には昏睡《こんすい》から目覚め、その夜には二日ぶりに平熱に戻った。火曜日の午後には、まだかなり具合が悪い状態だったがしっかりしてきて、その日がクリスマスイブであること、見知らぬ街に一人ぼっちでいること、そして自分がおびえていることに気づいていた。

私は最初から、二晩連続の当直を乗り切るためには自分のペースを守らなければならないと分かっていた。自分の仕事を終え、できる限り早く寝る必要があった。火曜日の夜六時頃、一人の患者が入院してきた。四カ月の女児で、肺炎だった。その赤ん坊――熱があり呼吸が早く、酸素補給が必要だったが、それ以外、重症ではなかった――の処置をして病室に入室させるまでに約二時間かかった。午後八時頃には夜の回診をおこなった。そのフロアの患者十三人をすべて診察し、必要な雑務を片付けてしまう計画だった。大きな失敗さえしなければ、遅くとも十時には当直室で横になれるはずだった。

フロアで最も重症だったアンドレは、廊下の端のナースステーションに一番近い病室に入っていた。私は反対の端から回診を始めたので、その夜の診察はアンドレが最後だった。彼の病気は感染性があるため、二人部屋にもかかわらず病室には一人きりだった。部屋に入ると、アンドレはベッドに横になりながら泣いていた。

「どうしたんだい?」

私はベッド脇のクリップボードに留めた看護記録に書かれたバイタルサイン(血圧、脈拍など)を確認しながらたずねた。

最初、アンドレは何も言わず泣き続けていた。私はクリップボードを置くと、彼をまっすぐに見てもう一度たずねた。

「どうしたんだい? 何か困っていることでもあるのかな?」

彼は首を振った。

「背中に針を刺したところが痛いのかな?」

もう一度首を振った。

「頭が痛いの？」

また首を振った。

「クリスマスだから？」

泣き声が大きくなった。

「分かる。分かるよ」

そう言って、肩をやさしく叩いた。

「今日はクリスマスイブなのに、君は病気で、病院にいて、一人ぼっちだから。そうだね？」

アンドレはうなずいた。

「おばさんは来てくれるのかな？」

アンドレは首を振って泣き続けた（後になって、アンドレのいとこの一人がインフルエンザのため家で寝こんでいたと分かった。アンドレは病院スタッフに十分に面倒を見てもらえるだろうと考え、おばは家で病気の娘に付き添うことにしたのだった。そうしなければ、娘の面倒を見てくれる人は誰もいなかった）。

私はため息をついた。

「そうか。君の気持ちは分かるよ。少しはね。僕もここに一人きりだから。もしお母さんと話せたら、少しはマシになると思うかい？」

すると、アンドレは初めて顔を上げて私を見た。そして、コクリとうなずいた。

アンドレの病室に電話はあったが、市外電話をかけることはできなかった。ナースステーションからなら市外電話は可能だが、まだ感染する可能性が十分あり隔離《かくり》しておく必要があったため、部屋から連れ出すのには問題があった。そのため、すぐに戻るからと約束して、私は事務員の机に行き、アンドレのカルテに記載されているデトロイトの自宅の電話番号を探して母親に電話をかけた。そして、アンドレの具合は良くなってきているが、とても寂しがっていると説明し、彼を元気づけられる唯一の方法は母親の声を聞くことだと伝えた。彼女はすぐに電話すると答えた。

私が病室に戻ると、アンドレは両手で受話器を握り、耳に押し当てていた。涙は消え、笑っている。私の耳に、彼がどれほど母親を恋しく思っているか伝える声が届いた。

二人がどれくらい長く話していたのか正確には分からない。私は自分の対応で問題が解決した（少なくとも一時的に）ことを見届けると、病室を離れて仕事に戻った。三十分後、たまっていた雑務仕事を片付けて当直室へ向かう途中に、アンドレの病室にもう一度立ち寄った。彼はベッドに座り、テレビでクリスマスの特別番組を見ていた。

「気分はマシになったかい？」

私がたずねると、彼はうなずいた。

「良かった。じゃあ、僕は今から少し寝ることにするよ。何か必要なことがあれば看護師さんに言えばいいからね。そしたら僕を呼びに来てくれるから。いいね？」

するど彼は首を振った。

「どうしたんだい？」

「お母さんがね……お母さんが、もしも僕がお願いしたら、先生が一緒に僕の部屋にいてくれるかもしれないって言ったんだ。そのベッドに……」

アンドレは病室にあるもう一つのベッドを指さした。

「君の部屋で寝てほしいの？」

彼はうなずいて笑った。

「分かった。今日はクリスマスイブだ。そして、僕たちは二人とも一人ぼっちだ。いいよ。ここで寝ることにしよう。でも、今すぐ寝なくちゃいけないよ。テレビも消さなきゃだめだよ」

アンドレが寝る準備をしている間に、私はナースステーションに行き、私に用事があればアンドレの病室で寝ているから、と看護師たちに伝えた。病室に戻ると、すでにテレビも部屋の灯りも消えていた。私が靴を脱いでもう一方のベッドにもぐりこんだ二分後には、アンドレは規則正しい寝息を立てていた。その後しばらくして、私も眠りに落ちた。

その夜、ありがたいことに看護師は一度しか私を起こしに来なかった。午前四時、肺炎で入院していた例の四カ月の女児の腕におこなった点滴は完璧なはずだったが、次の抗生物質に切り替える寸前に点滴漏れを起こした。しかし、やり直しにくいわけではなかった。その頃には、私は静脈に針を入れることがかなり上達していて、赤ん坊が泣き叫ぼうが身をよじらせようが、なんとか一回で点滴ルートを確保することができた。それを終え、アンドレの病室の空きベッドに戻り、朝七時まで邪魔されることなく眠っていた。

私がベッドからこっそり這い出した時、まだアンドレはぐっすり眠っているようだった。彼が目を覚ましそうになっていたので、私はクリップボードと聴診器、ポケベルを手にして、なるべく音をたてないように病室を抜け出した。

インターンの当直室でシャワーを浴びて新しいスクラブ（手術着）に着替え、七時半までには病棟に戻った。私がいない三十分の間に、病棟は活気を取り戻していた。休暇を子どもと一緒に過ごそうとやって来た親たちがクリスマス・プレゼントを持ってきていたので、はがした包装紙や人形、電池で動くおもちゃなどが至る所にあった。初めてその場所が祝日らしい様子になった。

私の代行をしてくれていた研修医がナースステーションに座り、周囲に目を配っていた。私たちは回診を開始した。いったん廊下の端まで歩いて行き、戻りながら回診をおこなった。各病室の前に立ち、バイタルサイン記録を確認し、それぞれの子どもを簡単に診察してから、その日の計画を立てた。自分のクリップボードの一番上の紙に、私はその朝片づけなければならない新たな雑務仕事を記載していった。

アンドレの病室に来たとき、アンドレは服を着てベッドに座っていた。前の晩、朝になれば隔離が正式に解除され、病室を出て他の患者と遊べるようになると伝えていたため、彼は出ていきたくてウズウズしていた。私たちがもう大丈夫だと伝えると、起き上がり、点滴棒を押しながら病棟のプレイルーム（遊び場）に直行した。

クリスマスは、私が思っていた以上に忙しかった。一日中働き、第二小児病棟にサンタクロース（救命医療の指導医の一人が務めた）が、ホーホーホーと笑いながらやって来てプレゼントを配る様子を見ることさえできなかった。自分の雑務を終えて、患者それぞれの経過報告を書き終えると、入院患者が続々とやって来た。その日、私は新たに四人の患者を担当することになった。その内の一人は重症の四歳児で、アンドレと同様に救急救命室で細菌性髄膜炎と診断された。これらの新しい患者を病室に入れ、点滴を開始し、血液を検査に出し、看護指示と入院時診療記録を作成することに、その日の大半を費やした。午後八時には、ナースステーションに座って最後の入院時診療記録を書きながら、私は眠気と闘っていた。が、残念ながら負けてしまった。

その年初めて、私はカルテを書きながら、本当に座ったまま眠ってしまった。頭が沈んで重ねた手の上に乗り、いびきをかき始めた。一時間くらい経っただろうか。目が覚めると肩に毛布が掛かっていたので驚いた。目に残る眠気を払うと、五メートルほど先にアンドレが立っていた。

「大丈夫かい？」

私はたずねた。

「うん、大丈夫だよ、ボブ先生。見て。サンタさんにもらったんだ」

そう言うと、大きな手品セットを持ち上げた。

「偉大なる手品師アンドレ」

私は笑顔で言った。

「ボブ先生、大丈夫？　病院から出れないの？」

私は笑った。

「今夜も一晩中いなきゃいけないんだ。明日は家に帰るよ。僕はどうやら眠っていたようだ」

「知ってるよ」

アンドレは答えた。

「そこに座って、ものすごくでっかいいびきをかいてた！　のこぎりで木を切ってるみたいだった。僕が毛布を掛けてあげたんだよ」

「良いことをしてくれたね、アンドレ。ありがとう」

「風邪ひくんじゃないかと思ったから」

居眠りのせいで途中になっていた入院時診療記録を書き終えると、私はのろのろと立ち上がり、重い足取りで廊下を歩いて行き、寝る前にもう一度夜の回診をおこなった。アンドレが、おそらく私が廊下の途中で眠ってしまうのではと心配になったのだろう、クリップボードを持って私の横を歩き、できる限りの手伝いをしてくれた。すべて終えると、私は彼を病室まで送って行った。

「じゃあ、当直室に寝に行くよ」

「今日はここで寝てくれないの？」

彼の言葉に、私は笑いながら答えた。

「そうだよね」

そして、病室の空きベッドに横になった。

「いびきで君を起こしたりしないかな？」

「昨日は大丈夫だったよ」

クリスマスの夜は、私はアンドレより先に眠ってしまった。その夜、看護師たちは私を拷問《ごうもん》にかけた。六回も起こされたのだ。私が最終的に起き出したのは、十二月二十六日の朝六時半だった。またシャワーを浴びて清潔なスクラブに着替えると、ナースステーションに座り、病棟チームが出勤してくるのを待った。あの時ほど、仲間のインターンたちの顔を見てうれしかったことはなかった！

その朝の回診で患者の振り分けをおこなった。私が主治医として担当するのは四人だけになった。その中には確実にアンドレ・ワトソンを入れておいた。アンドレと私は相棒となった。お互いの面倒を見る一つのチームになった。私はこのチームを解散したくなかった。

その朝、私は何とか頑張って通常の回診と指導医回診の両方をやり遂げた。自分の患者の記録を書き、午後二時までには、その日の当直である研修医に申し送りができる状態になっていた。病院を出る前、私は忘れずにアンドレにさよならを言いに行った。彼は救命医療のサンタがくれた手品セットで夢中になって遊んでいた。

「やっと家に帰るの？」

「やっと家に帰るよ」

私は同じ言葉で答えた。

「五十五時間も連続でここにいたんだぜ。帰ってぐっすり寝なきゃ。また明日会おう」

別れ際にアンドレは、気をつけて運転するようにと言ってくれた。

アンドレはそれからさらに一週間入院し、抗生物質の点滴治療を終えた。一月三日、私は彼を退院させ、母親のもとに戻した。彼女はアンドレを家に連れて帰るため、デトロイトから飛行機で迎えに来ていた。彼が病院を去る時、私は彼を抱きしめ、母親には、彼の健康に十分に注意してくれるように頼んだ。

「僕を治してしてくれてありがとう、ボブ先生」

母親と病棟の出口に向かいながら、アンドレが言った。

「僕のクリスマスを、ちょっとばかり楽しいものにしてくれてありがとう」

と、私もお礼を言った。

アンドレには、その後一度も会っていない。しかし毎年クリスマスになると彼のことを思う……偉大なる手品師アンドレ。あの長い試練の二日間に彼がくれた友情のプレゼントに、心から感謝している。

第十章　エリン、私が出会う前

　通常、私が初めて患者とその家族に出会うのは、危機の真っただ中にある時だ。スウィーニー家の場合のように、小さな子どもに遺伝的な問題が疑われるという理由で紹介されてくる。その子を診察し、診断をおこない、その診断結果を伝えることにより、その家族を混乱へと向かわせる。以前にも述べたように、私の患者は一人ではない。その病気がある子どもとその家族の双方だ。病気の子どもへの対応における私の役割は、かなり分かりやすい。しかし、その子以外の患者に対する役割はそうとは言えない。家族への衝撃《しょうげき》を最小限にしたいと願い、彼らの苦しみを和《やわ》らげるため、継続的な遺伝カウンセリングやアンティシパトリー・ガイダンス[*1]など、できる限りの支援をおこなう。いずれ、私の第二の患者は支援が必要でなくなる。そのニュースがいった

＊1　将来患者の起こり得ることを伝えシミュレーションを行ってもらう。

ん消化されて受け入れられれば危機は過ぎ去り、家族は可能な限り生活を元の状態に戻す。しかし、それは決して普通でいた頃の生活ではない。慢性的な病気の子どもを持つことは、ほとんどの家族を決定的に変えてしまう。

しかし、私がウッド一家に初めて出会ったのは、この最初の危機が過ぎ去って、ずいぶん時間が経ってからだった。最初の出会いから数年が経ち、私は彼らをよく知るようになっていったが、彼らを突き動かす本当の動機を少し理解できたのは、出会いから六年が過ぎてからだった。

私たちが初めて出会ったのは、エリンが十三歳の時だ。彼女の父親がニューヨークに転勤になり、家族——エリンと両親、エリンの兄——は、エリンが生まれるずっと以前から暮らしてきたミシガン州デトロイト市の郊外からコネチカット州に引っ越してきた。娘を診てくれる新たな医療者を探す中で、ウッド夫人はサンフィリッポ症候群B型がどういう病気であるか分かる医師がいるか確認するため、ガーウッド小児療育病院に電話してきた。外来部門の事務員は、その翌週の私の診療に予約を入れた。

彼らが初めて受診しに来た時のことを私ははっきりと覚えている。診察室に呼ぶと、エリンはやや身をかがめた姿勢で、しっかりと握った母親の手に支えられ、ゆっくりたどたどしく、苦労しながら待合から歩いてきた。股が大きく開き、おぼつかない足取りで、冬眠から早く起こされてしまった熊がよろめいているような感じだった。待合から診察室までの短い移動の間、そして私が母親から病歴を聞き取っていた間中、エリンは大きな頭を下げ、自分の胸にあごをつけた状態で、まるで頭の重みを支える筋力を出せないかのようだった。エリンは一言も話すことも、声を出すことも、コミュニケーションを取ろうとすることもなかった。年齢にしては小柄だったが、顔のニキビから思春期に入っていると思われ、そのことは、すぐにウッド夫人から確認できた。

診察室では、ウッド夫人が娘の生涯について大筋を語った。エリンは誕生した時には何ら問題はなく、生後一年間は元気な子どもに思えた。一歳の誕生日を過ぎた頃、夫婦はいくつか気がかりな点に気づいた。発達は進んでいるものの、息子の時と比べてゆっくりのように思える。また、「楽な赤ちゃん」とウッド夫人は思っていたが、音に対して極めて敏感で、ドアがバタンと閉まる音や電話が鳴る音、車のクラクションに激しく反応する。こういったことや他にも心配な点をかかりつけの小児科医に伝えてみたが、エリンは健康で、これらの「問題」は子どもの発達の初期段階で普通に見られることであり、気がかりに思うことも、数カ月もすれば遠い記憶になっているに違いないと言って夫婦を安心させた。

しかし時が経つにつれて、小児科医の言葉で安心するどころか、夫婦は娘のことがさらに気がかりになってきた。エリンは一歳になった頃には十数個の単語を言えていたが、それ以降ほとんど数は増えていなかった。二歳でも（息子がその年齢の時は、語数は百語を越え、文章も言えるようになり始めていた）、エリンの語数は二十語ほどで、周期的かつ意味あり気にそれらの言葉を口にしていた。こういったことが何を意味するのか分からないまま、夫婦はかかりつけ医の診察を継続し、医師の直感が正しいことを願っていた。しかしウッド夫人によると、心の中では彼女も夫も、娘には何か問題があるに違いないと確信し始めていたそうである。

彼らの不安はエリンが四歳の時についに確認された。ある朝エリンは高熱を出した。かかりつけの小児科医が休暇中だったので、母親は代わりの小児科医にエリンを診てもらいに行った。その女性医師は小さなエリンを一目見てため息をつき、ウッド夫人に発達に関する質問を始めた。

「彼女にはすぐに分かったのです」

と、ウッド夫人は言った。

熱の原因となっていた耳の感染症を治療するアモキシシリンの処方箋《しょほうせん》に加えて、臨床遺伝専門医への紹介状がウッド夫人に手渡された。その紹介の後は、事は電光石火のごとく進んでいった。臨床遺伝専門医がおこなった検査で、エリンの尿に大量のヘパラン硫酸《りゅうさん》が含まれていることが分かった。血液分析の結果、白血球中のα-N-アセチルグルコサミニダーゼが極度に欠損していた。臨床遺伝専門医の診察室を最初に訪れてから二週間も経たずに、医師はエリンがサンフィリッポ症候群と呼ばれる病気であることを二人に告げた。エリンが将来どのような経過をたどるか詳細に説明することも、残念ながらこの医師に課せられた役割だった。

サンフィリッポ症候群は、トミー・スウィーニーの生体《せいたい》機能をゆっくりだが確実に低下させたハンター症候群と同じムコ多糖症の一種である。生来作られるはずの酵素が欠損しているため、体中の細胞でグリコサミノグリカン（ＧＡＧ）──以前はムコ多糖と呼ばれていた──という複合化学物質の一群を分解処理できない遺伝性疾患の一つである。ハンター症候群と同様に、結果としてこれらの化学物質が血中に増え臓器に蓄積《ちくせき》する。ＧＡＧが中枢《ちゅうすう》神経系に蓄積すると発達が横ばいになり、その後、神経機能が着実に低下する。終末期のサンフィリッポ症候群の子どもは、アルツハイマー病の最期と同様に存在自体が消えてしまったかのようになる。肺はまだ呼吸を続け、心臓も鼓動しているが、その子をかけがえのない一人の人間にしていた心が、本質的に消滅したかのようになる。

以前にもトミー・スウィーニーに関して触れたことがあるが、ここ何年かでムコ多糖症のいくつかで治療が大幅に進歩している。ムコ多糖症の何種類かの病型の患者の血中に不足している酵素の補充が可能となり、病状の悪化を効果的に改善することができるようになった。しかし、ハンター症候群と同様に、静脈注射で補充する酵素は血液脳関門を通過することができないため、サンフィリッポ症候群の患者はこのような治療の恩恵を受けることができず、中枢神経系の機能は低下し続ける。このため、今日でも小さな子どものサンフィリッポ症候群の診断を確定する際に患者家族に私たちがおこなう遺伝カウンセリングは、エリンが四歳の時にデトロイトの臨床遺伝専門医がウッド夫妻におこなったものと何ら変わりはない。この疾患の見通しは暗い。

初回の受診の際、私の診察室でウッド夫人は、デトロイトの臨床遺伝専門医の予測はほとんどすべてが現実になったと話した。エリンは外界とのコミュニケーション能力を徐々に失っていった。五歳までには、それまでに学んだ言葉を口にすることもできなくなり、唸《うな》るか指さすことでのみ、両親に必要なことや欲しいものを伝えることができた。八歳には、唸ることもなくなった。十歳までには、指をさすこともできなくなった。私が最初に出会う頃までには、母親によると、エリンは「閉じ込められた」状態になっており、存在しているだけで、それ以外はほとんど何もできなくなっていた。口の中に食べ物や飲み物を入れると食べたり飲んだりする。排尿と排便はおむつを使う。一年前に初潮《しょちょう》があり、約一カ月周期で生理が繰り返される。しかし、エリンは脳の最も大事な部分の機能を失ってしまった。そして、いったんこの重要な神経細胞の機能を病に譲《ゆず》り渡してしまったら、それを取り戻すことは、誰にも決してできない。

私はエリンの診察をおこない、これらをほぼすべて確認した。私のやり方で診察をおこない、頭から爪先まで調べたが、エリンからは自身の存在を示す信号が一切送られてこなかった。一言も話すことも、唸り声を上げようとすることもなく、身ぶり手ぶりも、指さしも、目を合わせることもなかった。彼女と一緒にいる間ずっと、マネキン人形を診察しているかのような感じだった。

しかし、反応する能力が欠けていること以外は、エリンの健康状態は良好のようだった。その初回の診察を終えるにあたって、私はウッド夫人のために管理計画を作成し、エリンのベースライン評価をおこなうため、心臓専門医、眼科医、リハビリテーション医を予約した。そして、家族が自宅でエリンを快適に世話するために必要な設備がすべて揃っているか確認した。さらに、家族の様子についてもたずねた。ウッド夫人は家族は大丈夫だと言ったが、その言葉や目の表情から、私は少なくとも彼女はうつ状態であると分かった。そこで、ガーウッド小児療育病院で慢性疾患の子どもを持つ家族の対応に経験がある臨床心理士と話をすると良いのではないかと提案したところ、彼女はその案に飛びついた。最後に、これらの予定がすべて終了する時期に、再度私の診察を受けられるようエリンの予約を入れた。エリンに対して私ができることはほとんど何もないと分かっていたが、私はウッド夫人と家族のことが心配だった。

数年が過ぎ、エリンと母親の受診は六カ月毎になっていた。受診毎に、最初にエリンの最近の健康状態についてウッド夫人から話を聞き、簡単に診察をおこなう。しかし大半は、家族がどのようにこの状況に耐え、対処できているかという話に時間を費やしていた。

ウッド親子の初診から何年間かは、エリンは健康だったが機能は紛《まぎ》れもなく着実に低下していた。最初の受診から二年後、エリンは移動に歩行器の使用が必要となった。その一年後には、車椅子に乗って現れた。

「家ではほとんどの時間歩き回っています」

と、ウッド夫人は受診時に説明した。

「車椅子は長距離を歩く必要がある時だけ使います。例えば、駐車場から外来までの移動などです」

しかし、その受診の少し後には、エリンは車椅子に頼るようになり、それが彼女の唯一の移動手段となった。

また、別の機能にも低下が見られた。自分で頭を持ち上げておくことができなくなり、特注のストラップとベルトで車椅子に固定しなければならなくなった。自分の唾液《だえき》の分泌を制御できず、過剰によだれをたらすようになったため、口の周りの皮膚がひび割れ、感染を起こすようになった。食事も難しくなった。以前ほど自分から進んで固形物をかんだり飲み込んだりしなくなっていたので、エリンに十分なカロリーを与え、体重を維持するために、鼻から胃に通す栄養チューブに時々頼らざるを得なくなった。

こうして何年もの間、ウッド家の人々は自宅でエリンの面倒を見ることに全力を傾け続けた。エリンの世話が非常に大変で、その見返りがほんのわずかであっても、この夫婦は娘を長期療養施設に入所させようと考えることさえしなかった。

「私たちの義務です」

ガーウッド病院での診療中に私がこのことを話題にした時、ウッド夫人は答えた。

「エリンは私たちの子どもで、私たちの責任ですから、この子が快適に過ごすためにできることはすべてするつもりです。この子は最後の瞬間まで自宅で私たちと過ごします」

この六年間で私が知り得たエリン・ウッドからは、彼女の母親の姿勢を理解するのは難しかった。おむつを交換し、ずしりと重い四十五キロ近い体をベッドから車椅子に、そしてまたベッドへと苦労して運び、反応しないのどに食べ物を押し込み、お風呂に入れて果てしないよだれでただれた皮膚を清潔にする。人であることを止めてしまったかのような人間を世話し、見返りに得られるものは何もないように思われることに自らの時間のすべてを費やすことは、人の生き方として無意味なように思えた。しかし、ある日のこと、私はウッド夫人の話を聞いて、なぜ家族が自宅での介護にそれほどこだわるのか理解できるようになった。

この時の受診はいつもと少し違っていた。その日私と同席していたのは、選択科目として遺伝医学を選んだメディカルスクール四年生の女子学生だった。自分の専門分野を指導するにあたって、彼女がサンフィリッポ症候群の患者に出会うことはおそらく二度とないだろうと考えた私は、ウッド夫人の受診の最初に、エリンが診断されるに至った経緯《けいい》を確認することにした。ウッド夫人から臨床遺伝専門医を二度受診した話が説明された後、何もかもが理解できる瞬間が訪れた。その学生のために、私はウッド夫人に、臨床遺伝専門医から病気の話を聞いた時の彼女と夫の反応についてたずねた。

「最初は二人とも茫然《ぼうぜん》としました。その頃までに、私たちはどちらもエリンはどこか悪いことは分かっていましたが、ひどいものでないようにと祈っていました。その時のエリンを見たら、具合が悪いとは先生方も思わないだろうと思います。と言うのは、この子の見かけも動きも他の女の子とほとんど変わらなかったからです。確かに発達はゆっくりでしたが、あの時の彼女を見て、今のような姿に変えてしまう何かが起こっているなんて、考えもしないと思います」

「最初は茫然としたんですね」

私は繰り返した。

「その後、どうなりましたか？」

「そう、もちろんですが、いったんその話が理解できたら、涙が出てきました。先生は検査結果を渡してくれました。『お子さんがサンフィリッポ症候群と診断されたら』という冊子もいただきました。それから数日は、私は検査結果を見て、冊子を見て、突然泣き出すという毎日でした。夫は仕事に行きましたが——彼は家にいることができませんでした——私は他に何もすることができませんでした。子どもたちの世話もできず、家の掃除もできず、夕食の支度もできませんでした。私はただただ何もできませんでした」

「エリンはどう反応しました？」

と、学生がたずねた。彼女が話に引き込まれていることが分かり、この診療から何かを得ていることを私はうれしく思った。

すると、ウッド夫人の顔に笑みが広がった。

「とても素敵なことが起こりました」

彼女はうっとりしながら学生に言った。

「先ほども申し上げたように、今のこの子を見ても信じられないかもしれませんが、あの頃のエリンは見かけも行動も平均的な四歳児と変わりませんでした。本人は何が起こっているのかよく分かっていませんでしたが、私が泣いているのを見て、何かあることは気づいていました。臨床遺伝専門医の二回目の受診から三、四日した頃でしょうか。私はリビングルームの椅子に座り、ティッシュペーパーを濡らし続けていました。するとエリンが、ミルクを一杯に入れた自分の古い哺乳瓶《ほにゅうびん》を私のところに持って来ました。エリンは二歳で哺乳瓶を卒業していたので、その哺乳瓶をどこで見つけたのか、どうやってミルクを入れたのか、私には分かりませんが、どういうわけかできていたんです。そして、私にそれを手渡して言ったのです。

『はい、ママ。どうぞ』

『どうして？』

と、私はたずねました。

『ママ、泣いてる』

そう答えると、あの子なりのやり方で、使える数少ない言葉を使って、小さい時に泣いていたら私がいつも哺乳瓶でミルクをあげていたこと、それで気分が良くなったことを教えてくれました。私が泣いていたから、哺乳瓶をあげたら気分が良くなるだろうと考えたのです。

もちろん、哺乳瓶をもらったことで、私はもっと泣きました。小さなわが子を抱いて泣きました。何時間にも思えるほど、私たちはそのままでいました。やっと彼女を離すと、エリンはクルリと向こうを向いて、リビングルームから歩いて出て行き、それで終わりました。エリンが私たちに示した反応はそれだけです」

ウッド夫人が話し終えた後、診察室はしばらく静まり返っていた。学生がどうだったかは分からないが、私は涙をこらえ、胸が詰まって話すことができなかった。私が知っているエリンは、ほぼ現在の状態だ。母親の話を聞くまで、それ以外の状態を想像することもできなかった。その話は、暗い部屋に灯りをともしてくれたかのようだった。ついに私は、なぜウッド夫人がエリンに手厚い介護を続けているのか、なぜ家族が大変な混乱に耐えているのか、なぜ長期療養施設に入所させることを考えないのか、理解することができた。それは現在のエリンではなく、小さな女の子だった当時のエリン、私が知る前のエリンがいたからだった。

私がエリンとその家族と知り合ったのは、診断時に起こった波紋が消えた後だった。私はエリンが初めて診断された当初の混乱を切り抜けたわけでも、家族の介護に関わったわけでもなかったので、彼らの現在の行動がどのような動機によって起こっているのか決して理解できていなかった。悲嘆に暮れている母親を慰めようとした小さなやさしい女の子の話こそが、私が必要とした情報だった。


エリンは二十二歳まで生きた。これはサンフィリッポ症候群の子どもの中では長寿だが、これは間違いなく終末期の、両親の何年にもわたる上質な介護の成果だ。エリンが亡くなる前に、私は『アメリカン・ジャーナル・オブ・メディカル・ジェネティックス』という医学誌にエリンに関するエッセイを発表した。彼女の両親はそれを誇りに思い、娘の人生を記念するものだと大変喜んで、エリンの葬儀では参列者に読んでもらえるようにエッセイを額に入れて展示した。

葬儀はエリンのコネチカット州の自宅近くにある葬儀場の教会でおこなわれたが、満席のため立っている人たちもいた。家族と友人に加えて、エリンの生前に関わったすべての医師、ホームヘルパーや家庭教師、理学療法士、作業療法士が参列した。私は椅子に座りながら、人とコミュニケーションを取れなかった二十二歳のエレンが、どのようにしてこんな大勢の人々の人生に関われたのだろうかと驚いていた。

葬儀は安らぎと癒《いや》しの時間であるはずだったが、そこには非常に張りつめた空気が漂っていた。それは、先般、エリンの両親の生活に起きたある変化のせいだった。この緊張の原因を説明するには、エリンが亡くなる一年前の出来事について話さなければならない。

私が勤務するメディカルスクールでは、初年度の学生の必修科目である「基礎分子・細胞医学」の最終講義は私が担当し、患者の方に参加してもらうのが恒例《こうれい》になっていた。講義の目的は、それまでの数カ月で学習してきた複雑な分子生物学的、生化学的概念の根幹には人間がいる――つまり、彼らが将来医師として向き合うのは病気ではなく、その病気を持つ人間である――ことを学生たちに示すためだった。その時エリンは二十一歳で、私は両親に、エリンを連れてきて学生たちの前で話をしてもらえないかとたずねた。私はムコ多糖症について勉強した学生たちがエリンに会い、診断についての話を聞くことで、何か得てくれるのではないかと考えていた。

医学を学ぶ学生たちに話をしてほしいという私の依頼に対して、家族の対応は様々だ。冷たく、何の説明もなく断る人もいれば（頼むまでもなく、プライバシーを強く求めるA・C・シェリダンの母親は間違いなくこのグループに入る）、しばらく考えてから、見知らぬ一八〇人の前で心を打ち明け、個人的な事柄を披露するのは遠慮したいと断る人もいる。しかし中には、即答することもそうでないこともあるが、自然に引き寄せられるかのように、自らの経験を用いて教育的役割を演じることを承知してくれる人もいる。ウッド夫妻もためらうことなく引き受けてくれた。

講義は六十分の予定でおこなわれ、非常にうまく進んでいた。広い講義室に一八〇人もの学生が座り、その前に、左からウッド氏、エリン、ウッド夫人、そして私が座っていた。講義の間、エリンは車椅子に座り、重い頭を垂れて胸にあごを着けた状態だった。そしていつものように、物音一つ立てなかった。私の役割はウッド夫妻に話をしてもらうことだった。二人とも明らかに緊張していたが、すべてを話してくれた。大半はウッド夫人により語られた。学生たちはエリンとミルクが入った哺乳瓶に関するウッド夫人の話に明らかに心を動かされていた。講義室を見渡すと、学生のほとんどが目に涙を浮かべていた。

そして、あの出来事が起こった。講義も間もなく終わろうとしていた。話を締めくくるために、私は、エリンの死、という避けることができない、そして間違いなく近々起こるだろう事柄について、二人に話してもらう必要があることに気づいた。夫婦の最近の生活は時間、お金、自身の癒しなどのすべてを犠牲《ぎせい》にして娘の世話に明け暮れており、そのお陰でエリンは自宅で生活できていた。彼女が亡くなることで、たくさんの変化が訪れることは明らかだった。そのため、いささか単純に、私はこんな質問をした。

「エリンが旅立ってしまった後のお二人の人生がどうなるか、考えたことはありますか?」

なぜウッド氏がそれを口にしたのか、私にはよく分からない。ずっと心にあったことを言う機会がついにやって来たと決心したのかもしれない。おそらく、そのような質問をした人が誰もいなかったのだろう。しかし、彼はためらうことなく、いくらか反射的に答えた。

「エリンが亡くなったら、私たちの結婚生活も終わります。妻と私にはもう、エリン以外に共通点はありません。娘が旅立ったら、私たちをつなぎ止めるものは何もありません。離婚することになると思います」

私は開いた口がふさがらなかった。一八〇の喉から一斉に息を飲む音が聞こえた。周りをざっと見渡して、そしてウッド夫人を見ると、彼女の口も開いたままだった。このことについても、エリンの死についてさえも、そして言うまでもなく、エリンが旅立った後の計画についても、夫婦が話し合ったことがないのは明らかだった(これはまったく驚くことではない。トンプソン夫妻のように、子どもの葬儀と将来の生活について詳細に計画することで安らぎを得る家族もいるが、一方で、その日以降に起きるかも知れないことについては、話したくない、話せない、と思う家族もいる)。私は言葉に詰まってしまい、口にできたのはこれだけだった。

「誰か質問はありますか?」

誰も一言も発言できなかった。こうして講義は終了した。

この講義の後、二人は話し合う機会を持ち、ウッド氏は妻に、エリンが旅立つまでは別れないと約束した。しかし、彼が自宅で暮らしたのは、それから九カ月間だけだった。ある朝、彼が出勤した後、ウッド夫人は夫の使いの者から手紙を受け取った。手紙には、彼がニューヨーク州ロチェスター市で職を得たので、家には戻らないと書かれていた。彼女はエリンのために夫とよりを戻そうと努力したが、彼女のうつ状態は続くこととなった。そして、最期の時が来た。夫が家を出て六週間ほどが過ぎたある朝のこと、ウッド夫人はエリンがベッドで亡くなっているのを見つけた。

葬儀の席で、ウッド氏が手紙を送って以来初めて夫婦が顔を合わせた。言うまでもなくそれは非常に気まずいもので、それが葬儀にも反映されてしまい、私が参列した中でも最も短い十分足らずで終了した。

あれ以来、ウッド夫人はなんとか自分の生活を取り戻そうとしている。長いうつ状態の後、時間を埋めるために何かやりがいを見つけようと何カ月も努力をした後、彼女は再び医院で働き始めた。

「エリンが私に教えてくれたことを役立てています」

と、彼女は去年、定期的におこなっている電話連絡の際、私に言った。

「エリンの魂は、私の仕事を通じて生き続けています」

第十一章　汗水流すこともなく

ダリン・ジョーダンを見た瞬間、私は胃に吐き気を覚えた。今までの経験から、これは良い兆しではない。このような感覚に襲われるのはいつも、重症で生命の危険があるが、まだ診断をつけることができない病気がある患者のそばにいる時だ。この男の子の外見と泣き声から、そして何よりも私の消化管の感覚から、ダリンが大変な状況にいると分かった。

私はアルバート・レイノルド医師からダリンの診察を頼まれていた。彼は大先輩の小児神経科医で、生後七カ月の赤ん坊を子ども病院の乳幼児部門に検査のため受け入れていた。

「気がかりな赤ん坊がいるんだよ」

レイノルド医師は電話で私に言った。

「ご両親と小児科の主治医の話では、数週間前は、普通の六カ月の赤ん坊ができるはずのことはすべてできていたそうだ。微笑んだり、寝返りを打ったり、定座《ていざ》（支えなしで座ること）も、喃語《なんご》（赤ちゃん言葉）を話すことも、何でもできていた。でもこの数週間で、すべてができなくなった。私も昨日診察したんだが、弱々しく不機嫌で筋肉も低緊張で、実に頼りなかった。誰かに支えてもらっても座ることができず、唯一出せる音は甲高《かん》い泣き声だけだ」

「退行（成長発達の中で獲得した能力を失うこと）していますね」

「確かにそのようだ。今朝検査入院させたので、ＥＥＧ（脳波検査）、ＭＲＩ、腰椎穿刺《ようついせんし》、代謝スクリーニング、血液検査全般を実施する予定だよ。すでに眼科には診察を頼んでいるし、遺伝的な説明がつくか、君にも評価をお願いできないかと思っているんだ」

できる限り早く行きますと私は答えたが、レイノルド医師はすぐに診てもらえるかとたずねた。

「早くしないといけないんだ。明日から独立記念日の休暇が始まるから、今日中にすべてを済ませてしまわないと、あの子は休暇中の四日間、ここで待っていなきゃいけなくなるんだよ」

私は直ちに向かいますと言って電話を切ると、子ども病院の入院病棟までの長い道のりを歩いていった。

乳幼児フロアに行くと、ダリンは準個室に寝ていた。そこにいたのはダリンだけで、子ども用ベッドにあおむけに寝かされ、冒頭で述べたように、良い状態とは思えなかった。手足はだらりと伸びていた。レイノルド医師の説明どおり、甲高く哀れな声で泣き続けている。その聞き覚えのある泣き方は、脳に何か大きな問題があることを告げていた。胃に違和感を覚えたのはその時だ。私の胃腸レーダーが、アル・レイノルド医師の考えが正しいことを知らせていた。その赤ん坊は神経変性疾患であると、私はほぼ確信した。
詳しく診断すればするほど、私は確信を深めた。気になったのは、ダリンの低緊張状態と泣き声だけではない。青白い顔、目の下のくま、衰《おとろ》えた様子の体は慢性疾患のように見える。そして、彼の頭は衰えた体に対して大きすぎるようで、この特徴から、何か（可能性として異常な化学物質など）が神経細胞に蓄積し、毒性を発揮するレベルに達したことが推定された。私は目を閉じてこれらの根拠について熟考しながら、私が間違っているように、この赤ん坊が神経変性疾患ではないようにと静かに祈った。しかし、そうであると私には分かっていた。そうに違いないと私は確信していた。

まれではあるが衝撃的な症候群の一つである神経変性疾患は、容赦《ようしゃ》のない経過をたどることから、すべての小児科医が最も恐れる病気の一つである。原因となる遺伝学的経路はそれぞれの病気で異なるが、特定の酵素《こうそ》の欠損につながり、これらの病気（エリン・ウッドとトミー・スウィーニーのムコ多糖症もその一つである）は、毒性を有する化学物質が組織や血液に蓄積することを特徴とする。これらの化学物質は複雑な生化学的経路の中で必然的に生成される中間物質であるが、通常ならそれらを分解して排泄《はいせつ》できる形に変える酵素が欠損しているため、そのまま蓄積して濃度が高くなる。これらの物質は肝臓や脾《ひ》臓、骨、脳に蓄積する。この中で最も深刻な影響を受けるのは脳であり、蓄積によって機能が損なわれ、最終的には死に至る。

これらの病気を衝撃的にしているのは、その自然歴（病気の経過）である。一見したところ正常で健康な乳児を着々と隅々まで全身的にむしばんでいくのだ。テイ-サックス病を例に挙げてみよう。子宮の中では、テイ-サックス病の胎児は健康だ。実際にはGM2ガングリオシドと呼ばれる物質を分解する酵素であるヘキソサミニダーゼA（hex A）が胎児の体では完全に欠損しているにもかかわらず、母体の血流に十分な量のhex Aが存在しているため問題は起こらない。胎児にガングリオシドが蓄積し始めるのは、誕生して臍帯《さいたい》が切られてからだ。神経細胞が構築されていくにつれ、その化学物質は生後半年が過ぎた頃からいつの間にか姿を現すことが知られている。最初は発達速度が低下して停止し、次にそれまでに獲得した能力が失われる。最初は座れなくなり、次に寝返りを打つ能力がなくなる。外界の刺激に反応することができなくなり、最終的に自らの世界に閉じ込められてしまう。テイ-サックス病の子どもの多くは、最後の数年間を植物状態で外界から遮断《しゃだん》されて過ごし、五歳の誕生日を迎える前に肺炎か飢餓《きが》性衰弱《せいすいじゃく》（食事が摂れず、食べ物と水が不足する）により死亡する。そして、神経変性疾患のほぼすべてにおいて、その経過を変えることはできない。

ほとんどの神経変性疾患と同様に、テイ-サックス病も常染色体劣性遺伝形式で遺伝する。これまでにも説明したように、この遺伝形式では子どもの両親には症状がなく、ふたりとも機能していないhex A遺伝子一つと機能しているhex A遺伝子一つを持つ。機能する遺伝子が作るhex Aは正常の人の約五〇%であるが、健康を維持できる十分な量である。しかし病気の子どもは、それぞれの親から機能しない遺伝子を一つずつ受け継いでいるため、作られる酵素は事実上ゼロとなる。ほぼ完全にｈｅｘ Ａが欠損しているためガングリオシドを分解できず、病気を発症する。

これらのほとんどはまれな病気であり、保因者も多くはない。両親が二人とも保因者である必要があるため（そして、保因者がすべての人々の中から同じ保因者に偶然出会う確率は小さいため）、これらの病気が起こるのは両親が親戚《しんせき》の場合が多い。これは、家族歴を取る際に臨床遺伝専門医がいつも確認する事柄の一つである。

同様に、多くの神経変性疾患の別の特徴として、ある特定の民族に多い傾向が挙げられる。例えばテイ-サックス病の多くは、アシュケナージ系ユダヤ人の子どもで、彼らの先祖はポーランド北東部のスバウキという町の出身者であり、最初の変異はそこで起こったものと考えられている。また、ある型のニーマン-ピック病はカナダのノバスコシア州西部を出身地とするアカディア人にのみ発症する疾患であり、アスパルチルグルコサミン尿症は、フィンランド出身者に特に多い疾患である。

ダリン・ジョーダンはこれらのどの民族にも属していない。彼はアフリカ系アメリカ人で、家系がどこの出身なのか、彼の両親に聞いてみなければ分からない。しかし一つだけ確かなことがあった。臨床的な証拠と私の信頼性の高いいつもの消化管バロメータ（彼を見た瞬間に覚えた吐き気）が、ダリンは神経変性疾患であると告げていた。しかし正確に回答するためには確認が必要だった。彼のそばに立って私は目を閉じ、どのような手順で進めれば良いか考えた。私は、私が最も恐れる段階に一足飛びに進んできたのだ。告知のための面談、すなわち、ダリンの両親に会い、彼らの息子は徐々に進行していく病気で五歳までに亡くなってしまうだろうと伝える段階である。私の間違いであってほしいと祈りながら、大変な遺伝カウンセリングになるだろうとため息をついた。

私がベビーベッドのそばで目を閉じて立ち続けていると、ずんぐりとした女性が部屋の入口に現れた。

「うちの子に何の用?」

そうたずねる彼女には、明らかにカリブ訛りがあった。

「医師のマリオンです。臨床遺伝専門医で、家系内に伝わる病気を専門としています。レイノルド先生から、息子さんがここにいる間に診察してほしいと頼まれました」

「息子をこんな体にするような病気は、うちの家系にはないから」

彼女はそう答えて部屋に入り、ベビーベッドの横の椅子に座った。

「暑さのせいよ。息子は暑いのが嫌いなのに、この部屋は本当に暑い!」

彼女の言うとおりだった。ブロンクスは初夏だというのにうだるような猛暑で、病院のエアコンはほとんど効いていなかった。

「レイノルド先生から息子さんについて何か聞いてますか？」

と、私はたずねた。

「大丈夫って言ってたわ。脳に何かがたまる病気で、それがこの子をこんな風にしてるんだって。あの人、頭がおかしいよ！　そんな病気、聞いたこともないわ」

「先生は正しいですよ」

と、私は笑みを浮かべながら答えた。私はこの女性が気に入った。しかしそれは良いことではなかった。この赤ん坊が末期的状態であると伝えるのがさらに難しくなる。

「こういった症状になる病気はいくつかあります。とても稀《まれ》ですけど、たいていは家系内に伝わっています。あなたの家系かダリンのお父さんの家系に、同じように、最初は元気だったのに弱っていった赤ん坊はいませんか？」

彼女が首を振って答えた後、私は正式に家族歴を取り始めた。

ジョーダン家の家系図は非常に大きなものになった。ダリンは二十三歳の母と二十五歳の父との間に生まれた最初の子どもだったが、両親はどちらも大家族だった。ジョーダンさんは八人きょうだいの末っ子で、夫は十人きょうだいだった。ほとんどのきょうだいにはたくさんの子どもがいた。しかし彼女が知る限り、その中で子どもの時に亡くなったり、知的な発達が遅かったり、ダリンをむしばんでいると思われる問題に似た症状の子どもは誰もいなかった。

ジョーダンさんとダリンの父親がニューヨークに来たのはわずか二年前で、それまでは人生のほとんどをトリニダード島（トリニダード・トバゴ共和国）で過ごしていた。二人とも、島南部の海岸に面したモルガという小さな町で生まれ育ち、そこで出会って結婚した。ジョーダンさんは夫といとこ同士である可能性を断固として否定したものの、モルガは小さく孤立した地域であるため、過去にさかのぼれば血がつながっている可能性は確かにあると認めた。

私は家系情報を図示した家系図を描き上げた後、ダリンに何が起こっているのか正確には分からないが、アル・レイノルド医師の考えが正しい可能性が高いことをジョーダンさんに伝えた。

「実施した検査の結果が出るまではっきりしたことは分かりません。すべての結果が届いたらご主人と一緒にいらして、説明を聞いてください。何か質問はありますか？」

彼女はしばらく黙った後、こうたずねた。

「先生、私の赤ちゃんは死んじゃうの？」

私はため息をついた。

「確かなことは分からないんです、ジョーダンさん。検査結果が出たら、もっとはっきりすると思います」

「この子を助けるために、何か私にできることはありますか？」

彼女の目に涙があふれた。

「いいえ。私たちが考えているような病気なら、誰も彼を良くすることはできません」

そう答えたあと私は口ごもり、彼女の泣き声を聞いていた。それからこう付け加えた。

「あなたにできることは、レイノルド先生と私の考えが間違いであるように祈ることだけです」

彼女は私のアドバイスに驚いたようだった。

「じゃあ祈ります、先生。ありがとう」

そして、私はポケットから名刺を出して彼女に渡すと、静かに部屋を後にした。


私たちはすぐに、ダリンの診断が簡単ではないことに気づいた。その日の午後遅くに退院するまでに、腰椎穿刺、ＥＥＧ、ＭＲＩ、眼科検査の結果はすでに届いていた。すべてに、まったく異常がなかった。そのため、診断の確定には米国中に散らばる名前も知らないような検査室に送付した膨大な血液検査の結果に頼らざるを得なくなった。結果が届くのは、何週間も、おそらく何カ月も先になるだろう。レイノルド医師と私は相談し、今後は彼が中心となり、ダリンの経過観察と結果の受け取り、異常結果が出た場合には合同会議の開催を調整してもらうことを決めた。


数カ月が過ぎた。暑い夏が過ぎ、とても穏やかな秋になったが、レイノルド医師からは、ダリンについても彼の検査結果についても何も連絡がなかった。私はダリンのことをほとんど忘れかけていたが、十一月初旬、彼の母親から電話がかかった。

「マリオン先生、先生のアドバイスが効いたって知らせたくて電話したんです」

「アドバイスって？」

と、私はたずねた。

「祈るようにって言ったでしょ？　先生とレイノルド先生の考えが間違いであるよう祈りなさいって。だから私、祈ったの。ダリンは回復しました。元気になったよ。またお座りできるようになったし、おしゃべりもしてる。つかまり立ちができるようにもなったの。先生とレイノルド先生は間違ってた。奇跡よ！」

「それは本当に良かったね」

と、私は答えたが、彼女の言葉を一つも信じてはいなかった。この話を聞いても私は驚かなかった。「否認《ひにん》」は悲しみの過程に見られる誰にでも起こる段階で、最終的に息子の診断結果を受け入れることができるようになるまでに、ジョーダンさんはこの段階を通過しなければならない。彼女が否認の段階にいることは疑いようもなかった。神経変性疾患の子どもは、いったん発達段階の能力を失うと二度と取り戻すことはできず、新たな能力を獲得することも決してできない。

彼女の否認は一時的なもので、遅かれ早かれ彼女は私たちの支援が必要になると考えた私は、経過観察にダリンを私の元に連れて来てもらうため、次の週に予約を取った。電話を切った後、私はレイノルド医師に電話した。

「今、ダリン・ジョーダンの母親と電話で話しました。最近ダリンの診察をなさいましたか？」

「いや。退院してからは一度も。実際、その必要がなかったからね。検査結果はすべて正常だったんだから。私が彼女に話すことは何もないよ」

「では、あの子の現在の様子はご存知ないんですね？」

「まったく知らないよ。おそらく、今では植物状態に近いんじゃないかな」

「母親の話では発達が進んでいるそうです。つかまり立ちを始めたと言っていました」

「そうだろうね。じゃあ私は明日にでも引退して、南フランスに購入する別荘にでも行くとしようか。強い否認の段階のようだね。原因が何か分かれば良かったんだが。そうすれば、せめて彼女に現実的な将来図を示してあげられたのに。残念だけど、これは病理解剖《かいぼう》で脳を調べるまで診断がつかない症例のようだね」

「私は来週あの子を診察する予定です。経過を把握しておきたいので。また結果をお知らせします」

「頼むよ。何か私にできることがあれば知らせてくれ」

と、彼は答え、私たちは電話を切った。

確かに、ジョーダンさんの祈りが通じたに違いない。彼女が電話で言ったとおり、ダリン・ジョーダンに関するレイノルド医師と私の考えは完全に間違っていた。ジョーダンさんは強い否認の段階にいたのでも、息子の発達が進んでいると嘘をついていたのでもなかった。その翌週の水曜日、彼らが私の診察室にやって来た時、ダリンが一人でお座りしているのを見て私は驚いた。彼は立ちもした。私は彼が母親の膝《ひざ》をしっかりつかんで立ち、私に笑顔を向ける様子をじっと見つめていた。その間、彼女はこれまでのことを説明した。

「最初の数週間は弱々しくて、先生があの時病院で見ていたまんまでした。私は毎朝教会に行って、私の赤ちゃんを健康にしてくださいって神様に頼んだの。亭主は私に、

『時間の無駄だ。この子は絶対に良くなんないよ』

って言ってたけど、私は毎日続けたの。そしたら突然、お祈りが効いたんです。ある朝、息子が私に笑いかけた。その次の週にはまた寝返りが打てるようになって、ハイハイも始まった。そして、またお座りするようになったの。先生に電話したのはその時です。この子は悪い病気じゃなかった。レイノルド先生が言ってた悪い病気では、もうなくなったんでしょ？　この子は治ったんだね？」

確かに今のダリンは神経変性疾患の子どもとは様子が違っている。それでは、何が原因であの症状が出ていたのか？　五カ月前に私が見た時に比べて、大きくなり、強くなり、機敏《きびん》になっているが、やはりダリンは何かがおかしかった。外見はまだ慢性疾患のように見えており、肌は血色が悪くてしわが深く、目の周りが特にひどい。黒いくまも残っていた。しかし、ダリンには他にも問題があった。その特徴は生後七カ月の時点でも現れていたが、それほど印象に残っていなかった。しかし今回は非常に気になった。

ダリンには髪の毛がなかった。体に対して大きすぎる頭には、銀色の髪がほんの少しまばらに生えているだけだ。歯もなかった。上あごにも下あごにも、一本の歯も生えていなかった。七カ

月の赤ん坊ではそれほど目立たないが、一歳児で頭髪と歯がまったくないことは驚きだった。その瞬間、パズルのピースが正しい場所にピタリとはまった。

私は興奮気味に、ダリンの退院後の経過についてジョーダンさんに質問を始めた。

「ダリンがまたあなたに笑いかけるようになったのは、正確にいつのことですか？」

彼女は少し考えてから、答えた。

「九月の終わりです」

私はうなずいた。

「寝返りとハイハイを始めたのは十月の初めですか？」

彼女はうなずいた。

「そして十月が終わる頃、お座りしたのですね？」

と、私はたずねた。

「そのとおりです。そして、先週からつかまり立ちを始めたの。治ったんでしょ、マリオン先生？　お祈りのおかげで治ったんだわ」

「治ったというわけではありません」

と、私は答えて、さらに質問を続けた。

「ダリンには歯もないし、髪の毛もほとんどありませんね。以前は歯が生えていたり、もっと髪の毛があったのでしょうか？」

彼女は笑った。

「マリオン先生、私が赤ちゃんの髪の毛を剃《そ》ったと思ってるの？　歯も抜いたって？　違いますよ。神様がこの子をこんなふうにお作りになったの。前からずっとこうです」

「夏の間、ダリンは発汗《はっかん》してましたか？」

「発……何？」

「発汗です。つまり、汗をかいてましたか？」

「ああ、汗か。いいえ、ダリンは汗はかかない。最高に暑い日でも、カラカラに乾いてます。悪いことなの？」

「悪くはないですよ。ダリンがそうだというだけです。ジョーダンさん、あなたは汗をかきますか？」

「いいえ。私もダリンと同じでカラカラに乾いてる。そして暑さが苦手なの。トリニダード島の夏は耐えられなかった。だからニューヨークに来たんです。亭主に引っ越すように言ったの。島ではいつも体が火照《ほて》ってた。今も夏は耐えられないけど、ここは島ほどじゃないから」

「あなたの髪の毛は、伸びるのが速いですか？」

「伸びるのが速いかって？」

そう繰り返すと、彼女は短くて針金のような髪に指を通しながら笑った。

「マリオン先生、私の髪は全然伸びないよ。もう一年以上切ってない」

「歯に問題はありますか？」

彼女は少し考えてから答えた。

「問題はないです。でもまだ何本か乳歯が残ってる。抜けないの。悪いことなの？」

「悪くないですよ。あなたがそうだというだけです。あなたとダリンがね。ジョーダンさん、息子さんの問題が分かりました。これは、レイノルド先生や私が考えていたような病気ではありません。減汗性外胚葉異形成症《げんかんせいがいはいよういけいせい》と呼ばれる病気です」

「減……何？」

「減汗性外胚葉異形成症です。外胚葉と呼ばれる、体の細胞の構造の問題により生じる病気です。ダリンの体は歯や髪の毛を作るのが困難だということです。つまり、ダリンは一生、髪の毛が少なく、伸びるのも遅く、ほとんどの歯がない状態となります」

彼女は衝撃を受けているようだった。私は話を続けた。

「この病気がある人は汗腺《かんせん》もありません。汗腺とは皮膚の穴で、そこから汗が出ます。ダリンは汗腺がないので、汗をかくことができません」

彼女の顔に浮かんでいた衝撃が困惑に変わった。

「汗腺がない？　まさか。そんな話は聞いたことがないわ」

「いいえ、本当です」

そう言って、私は『スミスのヒト奇形症候群アトラス』という本を手に取り、減汗性外胚葉異形成症のページを開いた。

「どうですか？」

「これらの写真は、確かにダリンに少し似てるね」

と、彼女は写真を確認して言った。

「でも、息子はどうやってこの病気になったの？　誰かからうつされたの？」

「うつされた、という言い方はしません。X連鎖性劣性遺伝という形式で遺伝したのです。これは、軽い症状がある母親から息子へと伝わり、息子は母親より重症になります。ですから、私はあなたの髪の毛と歯と汗についてたずねたのです。あなたは軽症ですが、ダリンの状態はより重症です」

彼女はしばらく考えていた。

「そう、息子はここの写真とよく似てるし、髪や歯がないのも間違いない。きっとこの病気だ。でも、だから何だって言うの？　この夏、ダリンは脳に問題があったのよ。髪の毛や歯や汗腺じゃなかった。これが息子の問題とどう関係してるの？」

「ジョーダンさん、これがダリンの問題をすべて引き起こしていたのです。いいですか？　汗は、体が暑くなり過ぎた時に体を冷やす働きをします。汗腺がなければ体温は上がり続けて、最後には体が機能しなくなります。ダリンがお座りできなくなったことに初めて気づいたのはいつでしたか？」

「六月半ば」

と、彼女が答えた。

「ちょうど夏の暑さが厳《きび》しくなった時でしたね。そして、九月には回復した――」

「涼しくなった時だ」

と、彼女は私の言葉をさえぎった。ついに意味が分かったのだ。

「そのとおりです。脳が変性していたのではありませんでした。汗をかけないから、暑さで体が機能しなかったのです。ダリンはずっと水をあげていない花のようにしおれて、涼しくなるまで復活しなかったのです」


そして花が咲くように、ダリン・ジョーダンはその後の数年間を活発に過ごした。私の診察室に来た日から一カ月も経たないうちに、彼は歩き始めた。二歳になるまでには文章を話すようになった。五歳で幼稚園に入園し、身体的にも精神的にも年齢に応じた発達ができていた（私は教室に間違いなく冷房が完備されていることを確認した）。

ダリンの生活が簡単でないことは、疑いようもなかった。夏の間は暑さの問題がずっと続いていた。しかし、彼と母親は対処法を見つけていた。二人は出かける時には必ず氷水のスプレーを持ち歩くことを覚え、とても暑くなるといつでも母親は息子の額と自分自身に吹きかけた。暑くてたまらない日は息子をスーパーマーケットに連れて行き、冷凍食品売り場で遊ばせると、ほとんどの場合、元気を取り戻すことも発見した。

私たちにはたくさんの当たり前のことが起きている。心臓が鼓動しなくなったらどうなるのか、肺が空気を吸ったり吐いたりしなくなったらどうなるのか理解しているし、感覚器官が働かなくなったらどんな困難が待ち受けているのかも認識しているが、ありふれた機能の重要性について考えることは滅多《めった》にない。痛みを感じられなければ、どのような影響があるのか考える人はいるだろうか？　座っている姿勢から立ち上がる時、意識を失うことなく立ち上がれるだろうかと二の足を踏むことはあるだろうか？　そして、もし汗をかけなかったらどんな人生になるのかと、想像する人はいるだろうか？

ダリン・ジョーダンはその我慢強さと大変な努力により、自らの独特な障害を克服し、ほぼ普通の生活を送っている。しかし、それは簡単なことではない。ダリン・ジョーダンは間違いなく、「汗水流すこともなく」過ごすことはできない人生を送っていると言っても差し支えないだろう。

後記

減汗性外胚葉異形成症（ＨＥＤ）は独特な疾患である。患者に出会えば、直ちにそのすべての特徴が目に見えて分かる数少ない病気の一つだ。白皮症《はくひしょう》（皮膚と眼に症状が出るため、専門用語では眼皮膚《がんひふ》白皮症という）の患者と同様に、部屋の反対端にいてもHED患者を見分けることができる。なぜならHEDの男児または男性には頭髪も歯もないからだ。診断が明らかであることと、つまり、誰の目にもその人物がどこか違っていると分かることは、その患者の社会性の発達に計り知れない影響を及ぼす。本章を執筆していた時は、ダリンは非常に元気だった。しかし現在、十代の少年になった彼は精神的に深刻な問題を抱えている。ほとんど友達もおらず、ガールフレンドを持ったことも、彼と一緒に過ごしたいと思ってくれる女の子に出会ったこともなく、いつも部屋で一人で過ごしている。明らかにうつ状態だ。私は彼が受診する度に、本当に大切なのは中身だと話し、何度も心理カウンセリングを紹介しているが、彼は助けを求めようとしない。私の経験から、二十代になればマシになるだろうと考えているが、だからといって、彼を知り彼を大切に思っている私たちの気休めにはならない。

多くの遺伝子疾患と同様に、ダリンの病気は臨床所見（実際の診療で気づく症状）に基づいて診断された。当時、この病気がX連鎖性劣性遺伝病であることは明らかだったにもかかわらず、HEDを引き起こす遺伝学的基盤はまだ分かっていなかった。一九九六年、フィンランドのヘルシンキ大学のユハ・ケレらが、X染色体の転座があるHED患者では、EDAと呼ばれる遺伝子が壊れていることを発見した[1]。遺伝子疾患の子どもで発見された染色体にたまたま起こった切断が責任遺伝子の位置を我々に教えてくれることになるとは、驚くべき偶然であり、自然により成された実験である。直ちに他のHEDの子どもたちに対する研究がおこなわれ、この研究グループは、これらの症状につながる遺伝子変異、つまりDNA配列の変化（切断でなく）を明らかにした。

この発見によりHEDの動物モデルが作られ、少なくともその遺伝子により作られるタンパク質の働きを大まかに理解することにつながった。現在では、EDAが腫瘍壊死因子《しゅようえし》関連リガンドとして知られるタンパク質の一つであるエクトジスプラシンAを作っていることと、胎児期の細胞である上皮細胞と間葉《かんよう》細胞が皮膚とその派生組織へと変化する前の初期段階で、それらを相互に作用させていることが分かっている。このタンパク質は予想どおり、毛包《もうほう》（毛根を包む組織）や汗腺、歯を生えさせる細胞で働く。これらの事実は知られているものの、遺伝子における変化（これにより異常なエクトジスプラシンAタンパク質が作られる）が患者に見られる特徴を引き起こす理由はまだ理解されていない。

これは臨床遺伝学においては珍しいことではない。遺伝子の働きに関する理解が進み、ヒトゲノムも解読されているが、我々臨床遺伝専門医は未だに患者に現れる臨床的な特徴に基づいて診断し、それらの臨床的特徴の結果として起こる問題に対して治療をおこなっている。遺伝子検査はEDAの変異を見つける上でも重要であるが、臨床現場で我々が感じたことを確認し、家族に遺伝カウンセリングを提供するという目的においても重要である。遺伝子検査が患者の治療に役立つことは滅多《めった》にない。これまでの長い歴史における診療と同様に、ほぼすべての遺伝医療では、医師が診察室で家族とともに座り、家族の歴史に耳を傾け、診察をおこない、パズルを一つ一つつなぎ合わせる努力を続けている。

第十二章　アンダーソン氏の秘密

私の仕事では、他の医療専門職が決して踏み込めない部分をくまなく探し回ることができる。それは、家族歴が仕事の上で大変重要であることと、きょうだいや両親、祖父母のわずかな症状や徴候が、その病気が世代から世代へと受け継がれるものかどうかを判断するために必要不可欠であることから、我々臨床遺伝専門医は過去を徹底的に調べ、アメリカのことわざで言う「押し入れに隠した骸骨《がいこつ》」――すなわち「秘密」――を探し出す。これらの骸骨は否定、恥、落胆、痛みの層の下に埋められていることが多いが、表面に出現し、明白で、肉眼でも見逃すことがないこともある。後者にあたるのが、カール・アンダーソンの骸骨だった。

五年ほど前のある朝、私は大学病院の新生児室から、前夜に誕生した赤ん坊を診てほしいと連絡を受けた。その日当直を勤めていた研修医のアマンダ・スターンは電話で、その女児を見た瞬間にどこかおかしいと分かったのだと話した。

「バイタルサインは正常で、皮膚色も筋緊張も正常でした。でも何だかとても風変わりなのです。これまで見たどの赤ん坊よりも、手の指も足の指も長いのです。クモのようです。マルファン症候群の赤ん坊は見たことがないのですが、もしかしたら、そうかもしれません」

その数分後、私は赤ん坊を見ながらすぐに彼女と同じ結論に達した。頭の先からかかとまで六十三・五センチあり、スタッフが職務上「アンダーソン女児」と呼ぶこの赤ん坊は、私が出会った新生児の中で最も長身だった。しかし、彼女の容姿がこれほど人目を引くのは身長のせいばかりではない。体全体の均整がとれていなかったためだ。胴体と頭のサイズは普通のようだが、腕と脚が非常に長くて細い。また、アマンダが言ったとおり、手と足の指も驚くほど長く、まるでクモの脚のように見える。私もアマンダの考えに賛成するしかなかった。赤ん坊は生まれてまだ数時間で、家族歴も分からないが、私はこの子がマルファン症候群だと賭《か》けても良いと思った。

アンダーソン女児の場合と同様に、一八九六年に最初にフランス人の小児科医、アントワーヌ・マルファンの興味を引いたのは患者の細くて長い手足であり、これにより、彼はその症候群を論文報告することとなった[1]。現在、この症候群は彼の名前で呼ばれている。マルファン医師の患者だった五歳のガブリエルのように、この症候群の患者は骨に特有な症状がさまざまな範囲で現れる。飛び抜けて高い身長は、脚がアンバランスに伸長した結果だ。靱帯《じんたい》が弛緩《しかん》しているため、関節がゆるみ、扁平足となる。胸は陥没《かんぼつ》している（漏斗胸《ろうときょう》として知られる状態）か、前に突き出ている（はと胸）。脊柱側弯《せきちゅうそくわん》（背骨が横に曲がる状態）で、痩せている人が多い。患者は、筋肉を付けたり増やすことができないと訴える。高カロリーの栄養補助ドリンクを飲んで毎日何時間も運動しても、相変わらず細く、力も比較的弱いままだ。

しかし、マルファン医師の最初の発表から一世紀が過ぎ、生まれる赤ん坊の一万人に一人の頻度で起こるこの病気で生じるのは、骨の特有な症状だけでないことが分かってきた。元々の異常には結合組織（体をつなげる接着剤）の形成異常が含まれているため、他の重要な臓器系も影響を受ける。臓器系に特徴的に起こる異常は患者の生活の質を低下させ、さらに重要な点として、治療をしなければ若くして死に至ることも少なくない。

マルファン症候群の患者は眼に異常がある。患者は極度の近視であることが多い。非常に重度の近視なので、硝子体《しょうし》（眼球を満たすゼリー状の物質）と網膜が変性することがあり、それによりさらに視力が低下する。また、骨格系で機能する靭帯と同様に、眼の水晶体（レンズ）の位置を保つための支持靭帯が通常よりゆるくなる。それにより水晶体偏位というレンズの位置のずれが起こる。これらすべてによる最終的な影響として、マルファン症候群の患者は次第に、日常生活に支障を来すほどの視力障害を起こすことが多い。

しかし、視力異常による障害は、心臓血管系に起こる問題に比べたらまだ軽症だと言える。この病気の根本的な問題である全身の結合組織の不具合により、血液を全身に送る太い動脈である大動脈の壁が脆《もろ》くなっている。血液は心臓から大動脈に高い圧力で噴出されるため、時間の経過とともに、脆くなった大動脈壁は徐々に薄くなり拡張が進む。動脈瘤《りゅう》と呼ばれる状態である。最終的に大動脈が大きく拡張し、その直径が正常の大きさの二倍を超えると、大動脈は裂けてしまう。胸部に血液が溢れ、間もなく死に至る大動脈瘤解離《かいり》である（一九八四年のオリンピックで女子バレーボールの米国チームの選手だったフロー・ハイマンや、一九九六年に自身のミュージカル作品『レント』の最後の舞台稽古を終えた夜に亡くなった脚本家のジョナサン・ラーソン、二〇〇三年に突然死した俳優のジョン・リッターは、これにより亡くなった）。

治療しなければ、マルファン症候群のほとんどの患者では四十代から五十代で脆くなった大動脈が破裂するという大変な事態が起こる。しかし、大動脈瘤解離により早く亡くなることだけがこの病気の問題ではない。これは常染色体優性遺伝形式で遺伝するため、病気は親から子へと伝わり、患者の子はそれぞれ五〇％の確率で病気になる可能性がある。通常、出生前診断は不可能である[*1]ため、患者である親は子どもが病気でない可能性に賭けるか、子どもを持たない（賭けを好まない性格の場合）か、いずれかの選択をすることになる。

私はアンダーソン女児の診察を終えると、研修医のアマンダに話をしに行った。私も彼女の考えに賛成だと伝え、彼女の臨床的洞察力を褒《ほ》めてから、赤ん坊の両親について何か知っているかたずねた。アマンダは、母親のアンダーソン夫人は視覚障害があるが、身長は一五三センチ程度で、骨格に関するマルファン症候群の徴候は一切見られないと言う。視覚障害になった理由の原因については、出産前のカルテには書かれていなかった。私は眼科的な状態が気になったため、すぐに母親に会いに行った。

彼女は産後病棟のベッドに横たわり、一人で眠っていた。彼女の姿を素早く確認し、これについてもアマンダ・スターンの意見に同意した。アンダーソン夫人の目は異常に小さいようで、それが彼女の視覚障害の原因に違いないと思えたが、それ以外は完全に正常だった。

《あの赤ん坊がマルファン症候群であるなら、父親から受け継いだか、あるいは突然変異によるものだろう》

と、私は思った。そう考えている時、彼女がわずかに動いた。

「アンダーソンさんですか？」

彼女が頭を持ち上げ、周りを見回したのを見て、私は声をかけた。

「どなたですか？」

と、彼女はたずね、見知らぬ侵入者が誰なのかヒントを得ようと、ぐるりと首を回した。

私は自己紹介をして握手を交わし、初めての赤ん坊の誕生にお祝いの言葉をかけた後、具合はどうかとたずねた。

「大丈夫です」

＊1　本章の執筆当時は不可能であったが，現在は可能となっている。

と、彼女は答え、急いで私に焦点を合わせようとした。

「私の赤ちゃんが、どうかしましたか？」

「今はとても元気ですよ」

そう答えて、私はベッドのそばの椅子に座った。

「顔色も良く落ち着いています。心臓も肺もしっかり働いているようです。ただ、見かけがちょっと独特なのです。とても長くて細い――」

「それは、どこか悪いということですか？」

と、彼女は私の言葉をさえぎり、さらに心配そうにたずねた。

「私たちは、お子さんがマルファン症候群という病気ではないかと考えています。聞いたことはありますか？」

彼女はしばらく考えて答えた。

「いいえ。聞いていなければいけなかったことですか？」

「これは、家系に伝わる可能性がある病気です。通常、親から子どもに伝わります。マルファン症候群の方は背が高くて痩《や》せていて、眼や心臓に問題があります。お子さんがこの病気ではないかと考えているので、あなたかお子さんのお父さんがこの病気ではないかと思ったのです」

「私はこれまでに、その病気だと言われたことはありません。確かに目は悪いですが、これは生まれつき白内障だからです。だから見えにくいんです。私が知る限り、私は他には何も問題はないと思います。夫も何かの症候群だとかそういうことは聞いたことがありません。彼の身長は私よりもずっと高いですが――」

「どれくらいですか？」

と、私は彼女の言葉をさえぎった。

「はっきりとは分かりません。あまり良く見えないものですから、彼をちゃんと見たことがないんです。それについて話したこともありませんし。でも、とても長身です。そして、とても痩せています」

「健康面で何か問題はありますか？」

「ええ、彼は弱視です。私ほどではないですが。少なくとも一人で動き回れます。私の目は生まれつきですが、彼は十代で視力が低下し始めました。なぜそうなったのかは、はっきり分かりません」

長身で眼が悪いという追加情報を得て、私はアンダーソン女児の父親がマルファン症候群であるとほぼ確信を持った。しかし、なぜ妻は彼の病気について知らないのだろうか？　これまでに診断されていない可能性はあるだろうか？

「妊娠中に遺伝カウンセリングを勧められたことはありましたか？」

と、私はたずねた。

「遺伝カウンセリングなら受けました！　妊娠三カ月の時、子どもが私と同じ眼の病気を持って生まれてこないか相談するようにと、助産師が私をマンハッタンの医師に紹介しました。そこで私は血液検査を受けましたが、先天性の白内障以外に私には問題はありませんでした。医師は、赤ん坊が私と同じ眼の病気を持って生まれてくることはないだろうと思うが、夫の眼の原因が分からないので、一〇〇％絶対だとは言えないと説明しました。夫の原因が遺伝性の可能性もあると言われました」

「すると、ご主人は一緒には臨床遺伝専門医に会いに行かれなかったんですね？」

「はい」

彼女は笑顔で言った。

「拒否されました。彼はお医者さんがあまり好きではないんです」

その時だった。私が次の質問を組み立てていた時――二十世紀の後半のニューヨークに暮らし、マルファン症候群に違いないであろう男性が、診断されないままどうやって大人になれるか考えていた時――カール・アンダーソンがスッと部屋に入ってきた。身長は二メートルはあるだろうと思われ、痛々しいほど痩せている。腕も足も非常に長く、指はクモのようで、まるで臨床遺伝学の教科書に出てくる写真のようだった。彼は妻に声をかけて頬《ほお》にキスした後、なんとか私を無視しながら、ベッドのそばの椅子に腰を下ろした。

アンダーソン氏を見て、私は黙った。

アンダーソン夫人は、私が病室で何をしていたか彼に説明を始めた。

「赤ちゃんを見てくださっている先生の一人よ。先生方はあの子に何か問題があるんじゃないかって心配されているの。マーフィー症候群だったかしら？」

「マルファン症候群だ」

アンダーソン氏は妻の言葉を訂正した。まだ私を無視したままだ。

「先生たちの言うとおりだ。あの子はその病気だよ。私もそうだ」

彼の言葉に、アンダーソン夫人は明らかにショックを受けていたが、これをきっかけに私も会話に加わった。

「お体の具合はいかがですか？」

と、私はアンダーソン氏にたずねた。

「まあまあです。良い日もあれば悪い日もあります」

「どちらを受診しておられますか？」

「以前はマンハッタン病院の先生方に診てもらっていましたが、随分前に行かなくなりました。何もしてくれませんでしたから。診察の度に彼らは私をサーカスの見世物か何かのようにじろじろと見て、四十五歳で死ぬだろうと言うだけです。そんな話は必要ですか？　自分がどんな風に見えているか分かっているし、いつまで生きるかなんて教えてもらう必要はありません」

「どうしてそのことを私に話してくれなかったの？」

アンダーソン夫人はたずねた。夫の告白に驚いているのは明らかだった。

「そうだね。そしたら君はどうしていたかな？　私がマルファン症候群で、二十年後に死ぬんだと言ったら、すぐに君は僕から去っていただろう。君も知ってるとおり、僕の人生で一番の望みは子どもを持つことだ。もしも君がこの病気は遺伝性で、子どもが受け継ぐ確率は五分五分だと知っていたら、君は妊娠しなかっただろう。言わなかったから、少なくとも今、僕たちにはあの子がいる」

その後の数分間、アンダーソン夫人は夫に、マルファン症候群であろうと他の病気であろうと彼を深く愛しており、彼に似た子どもを持てることはうれしいことであると一生懸命説明した。私は彼に、マルファン症候群の心臓と血管の合併症の管理において、飛躍的《ひやくてき》進歩が起こっていることを伝えた。この進歩――薬と、綿密な経過観察と、脆くなった血管が裂《さ》ける状態になる前に人工血管に置き換える外科手術との組み合わせ――は、彼が六十代や七十代まで生きながらえることを、ほぼ保証するものだった。

その午後、父親と娘（娘はバレリーと名付けられた）の両方に心エコー（心臓の構造を確認する超音波検査）が実施された。ふたりとも大動脈起始部《きしぶ》が広くなっている徴候が見られたが、ありがたいことに、大動脈の直径はいずれも治療が必要となる危険なサイズには達していなかった。バレリーは合併症もなく新生児室で二日間を過ごした後、退院した。その後も父子は頻繁に経過観察に訪れているが、二人とも非常に健康である。これまでのところ、どちらにも外科手術の必要性は出ていない。昨年、アンダーソン夫人は夫婦の第二子となる女の子を出産した。彼女はキャサリンと名付けられた。キャサリンは父親と姉とは違い、マルファン症候群ではなかった。

バレリーが誕生して以降、私はカール・アンダーソンを深く知るようになっていった。彼は知的で、感性が豊かで、大変な読書家（弱視にもかかわらず）であり、彼と娘の病気に関する研究について常に最新情報を得ている。最近の受診で、私たちはアブラハム・リンカーンがマルファン症候群だったかどうかについて、熱い議論を交わした。カールは、第十六代アメリカ合衆国大統領は「ぼくの病気」だったと固く信じている。私は納得していない。私は以前に出版した『ジョージ・ワシントンは本当に合衆国の父であるか？　臨床遺伝専門医が見る世界の歴史』（ボストン、アディソンウェスリー、一九九四年、未邦訳）という本で、リンカーンの身体症状と、彼がマルファン症候群でないと思う理由を書いたことがある。

しかし、私たちのこれまでの議論の中で私が特に胸を痛めたのは、マルファン症候群があることが、カール・アンダーソンにとってどのような意味を持つかという話だった。

「私が覚えている中で一番古い記憶ですが」

と、数年前に彼らが通常の健康診断にやって来た時、カールが私に語った。

「この病気だと聞かされる前から、私は自分が他の人とは違っていると分かっていました。まだとても小さかった頃、四つか五つの頃ですが、近所の子どもたちはいつも私を色々な名前で呼びました。《くも男》とか《ヘンテコ顔》とか《かかし》とか。その言葉に私の心はいつもズタズタになりました。どうしていいか分からずに、ただ泣いて、家にいる母親の元に走って帰りました。両親はどちらもマルファン症候群ではなかったので、私をどう扱っていいか分かりませんでした。母はただ私に家にいなさい、家の中でできることを探しなさいと言うだけでした。母は、隠れていれば、問題が解決すると思ったのです。

しかし学校が始まると、家に隠れていることはできなくなりました。本当に大変になったのはそれからです。ほとんど毎日、私はけんかばかりしていました。誰かが私を《ヘンテコ》や《ブサイク》と呼べば、私はすぐに飛びかかっていきました。唯一の問題は、私はとても弱くて、いつもコテンパンに殴られていたことです。誰もかばってくれませんでした。友達を持ったこともありません。女の子に関心を持っても、その子は私をからかうだけでした。小学四年生になる頃には、もううんざりしていました。もう学校には行きたくありませんでした。朝目覚めると母に具合が悪いと言って、家にいさせてくれるようにと願いました。何度も何度もひどく泣き言を言ったので、母は降参しました。私は家で、ふとんの中で一人泣きました。私はいつもうつ状態でした。学校では、私が出席しているかどうかなど誰も気にかけていませんでした。教師も校長も私を問題児だと思っていたので、私がいなくなって喜んでいました。私はバカではありませんが、常にできの悪い生徒でした。何かを学ぶのに必要な日数分、私は続けて学校に行くことができなかったのです」

遺伝性疾患であることがカール・アンダーソンに与えた影響は、彼の人生のあらゆる面で幾重《いくえ》にも重なった。マルファン症候群であることで、十六歳で白内障を発症した。この合併症により視力の大部分を失うことになり、仕事の機会と可能性は著《いちじる》しく制限された（彼は現在、ニューヨーク市郵便支局内の菓子の売店で販売員をしている。この仕事は弱視の人を支援するニューヨーク市の紹介機関から提供された）。マルファン症候群であることで、若くして疾患により死亡すると予測されていたため、彼はこんなにも運命論者的な態度を取るようになった。マルファン症候群であることで、人と違う姿――彼曰《いわ》く、ヘンテコな姿――で彼を取り巻く世界に居住する人々の目に映っている。彼が周りの子どもたちから果てしないからかいの矛先《ほこさき》を向けられるようになったのは骨格の症状のせいであり、マルファン症候群がもたらした体形（体格）が、生涯続くうつ状態と小児期にほぼ毎日繰り返したけんかへとつながっている。そのけんかは、この症候群の別の要因により筋肉が弱いため、必ず負けると決まっていた。そして、彼の特異な容姿と、その他すべての要因から受けた被害が、カール・アンダーソンをこれほどまでに自己イメージの低い人間に作り上げた。彼は自身の欠点が文字通り「見えない」女性を妻に選び、病気に苦しんでいることを妻に対して認めることを恐れている。なぜなら、彼女にすぐに捨てられるのではないか、自分との子どもを産むことを拒否されるのではないか、同じ病気があるかもしれない子どもを産むよりも中絶を選択するのではないか、と恐れているためだ。知的で感性が豊かではあるが、カール・アンダーソンはそんな人間だ。彼がそうなった最大の原因は、彼の体のすべての細胞の中に存在するマルファン症候群の遺伝子がもたらした影響に対する世間の反応だ。

私は臨床遺伝専門医として、患者の過去を探し回る特権に対して代償《だいしょう》を払わなければならない。いったん秘密を掘り起こしてしまったら、その結果に向き合う患者と家族を支援する義務がある。カール・アンダーソンの秘密、つまり彼が押し入れに隠した長くて細い骸骨を掘り起こした私にとって、自分自身を知るために真剣に取り組む彼を支えることも一つの仕事である。嘲《あざけ》りと病気の人生がもたらした精神的被害を取り消すことは容易ではないが、カールは明らかに前進している。

後記

マンハッタンの臨床遺伝専門医がアンダーソン夫人に語った、白内障の子どもは生まれない、という説明は間違いだと分かった。アンダーソン夫妻の間に生まれた第二子のキャサリンには何の遺伝子疾患もなかったが、第三子のライアン（男児）は、マルファン症候群と先天性白内障の両方を持って生まれた。カールのマルファン症候群と同様に、アンダーソン夫人の眼の疾患も常染色体優性遺伝形式で伝わることが分かった。第四子のイーデン（女児）がマルファン症候群ではないが白内障を持って生まれたという事実が決定打となった。このように、遺伝の法則に完全に一致した形で、夫婦の四人の子どもたちは、一人は父のマルファン症候群と母の白内障の両方を、一人はマルファン症候群だけを、もう一人は白内障だけを、そして残りの一人はどの病気も受け継いでいない。

このようなことが起こるのだ！

アンダーソン一家は幸せな大家族として、年に一度、経過観察のため受診する。衰弱性の障害のように見えるにもかかわらず、驚くべきことに子どもたちは精神的に安定し、礼儀正しく、賢く、そして幸せそうだ。子どもたちはそれぞれ、きょうだいを心から愛し、敬《うやま》っている。皆、明らかに両親に畏敬《いけい》の念を抱いている。これまでのところ、カールも子どもたちも、マルファン症候群による心臓の症状で手術が必要になったことはない。最近では新しい薬の臨床研究がおこなわれ、患者はもはや手術は必要なくなるという希望も生まれているようだ。二〇〇六年、科学誌『サイエンス』に、マルファン症候群のモデルマウスを用いた実験で、1型アンギオテンシンII受容体拮抗薬《きっこうやく》であるロサルタンが動脈瘤の予防に非常に有効であったと発表された。マウスに投与すると、ロサルタンは動脈瘤の発生を予防するだけでなく、すでに発生している動脈瘤も改善した[2]。ヒトを対象とした治験も進んでおり、臨床遺伝専門医たちは、この薬を早い段階で用いることで、この病気の致命的な心臓の症状を根本的に治せればと願っている。

彼の娘、バレリーが誕生して何年かの間のこれらの飛躍的進歩により、カール・アンダーソンがすぐには死なないことが事実上保証されるようになって、彼の運命論者的な態度は和らいできている。しかし、自尊心の欠如という問題は続いている。薬も、治療計画も、手術も——それがどんな奇跡的な方法であっても——生涯にわたる心理的虐待が彼に与えた影響を克服することはできない。

第十三章　偶然の巡り合わせ

自己紹介をして診察室に招き入れた後、私はルドロー夫人に、その日彼女が娘とともに私の元を訪れた理由を理解しているかたずねた。

「実は、先生、正直言って分かりません」

彼女は、ため息をつきながら答えた。

三十代半ばの魅力的な女性だが、彼女は疲れているようだった。

「私たちがここに来た理由はたった一つ、学校の特別支援教育委員会に、ニコールの評価を完了するには先生からの報告書が必要だと言われたからです」

「なぜ委員会の評価を受けているのですか？」

「小学三年生を落第したからです。ニコールはバカではありません。賢い子です。ただ、今年は欠席が多くてうまくいかなかっただけです。委員会はこの子をどうすれば良いか、家庭学習にするか、特別支援学級に入れるか、また三年生をやり直させるか、と考えています。この大がかりな評価は、この子がなぜ発作を起こすのかを知るためにおこなわれています。でも、私は自分がどういう理由でここにいるのか、先生がこの評価に何を加えることができるのか、はっきり分かりません」

彼女がそう話している間、九歳の娘、ニコールは、母親の向かい側の椅子に座り、石のように動かず静かに宙を見つめていた。

「ええ、私は臨床遺伝専門医ですので、遺伝性疾患のお子さんに対応いたします。委員会がニコールの病気を遺伝性だと考えたのには、何か理由があるのでしょうか？」

「いいえ、私が知る限りは。率直に申し上げますが、先生、私は今回の受診で何らかの成果が得られるとは期待していません」

「どうしてそう思うのですか？」

「実は、診察は今回が初めてではないのです。これまでにニコールは十人以上の専門医に診ていただきました。でも、この子に何が起こっているのか誰も説明できませんでした。ですから、ご想像いただけるかと思いますが、今回は違うなどと楽観してはいないのです」

「確かに、私がそれ以上付け加えることはできそうにはありませんね」

私は突然防衛的になった。

「でも、お二人はもうここに来ておられるわけですし、試してみて失うものなど特にないと思います。ですから、あなたさえよろしければ、ここからは、まずニコールのこれまでについてお伺いして、次に彼女を診察し、今後について話し合うという流れで進めたいと思います。よろしいでしょうか？」

ルドロー夫人はうなずいた。心から、というわけではなかったが。そして私は、いつものやり方で病歴の聞き取りを開始した。

「では最初から行きましょう。ニコールが生まれた時の体重は？」

私が質問を始めた時、ニコールが奇妙な音をたて始めた。ニーニーといった、わが家の猫が押し入れに閉じ込められた時の鳴き声によく似ている。それは、喉の奥深いところから聞こえていた。声帯ではなく、さらに奥の部分だ。私は一つ目の質問を言い終えるとニコールを見つめ、彼女が何を言おうとしているのか理解しようとした。

「静かになさい」

ルドロー夫人がニコールに言った。

「その音を出しちゃダメ。イヤな音なんだから」

彼女は宙を見つめたまま、すぐに静かになった。

「普段はこうじゃないんです」

ルドロー夫人が謝った。

「いつもは良い子で、かわいい子どもなのです。今日は発作が出ています。問題になっているのはこの発作なんです」

私はニコールを見つめ、彼女の注意を引こうとした。表面的には彼女は問題ない。部屋の端から見ているが、異常な特徴は見当たらない。しかし、確かにその行動は異様《いよう》で支離滅裂で、まるで自分だけの世界にいるかのようだった。私と眼を合わすことも一切なく、私の方に目を向けることさえ一度もしてしない。

「ニコールは自閉症かもしれないと言われたことはありますか？」

「いいえ。今日のこの子の様子から、先生がそうお考えになるのは分かります。でも先生、先ほども言いましたが、普段はこうではないのです。いつもはとても社交的です。発作の時だけこのような行動をします。自閉症がこのように現れたり消えたりするというような話を、お聞きになったことはありますか？」

私は首を振り、考えを巡らせた。この子の問題は私の注意を十分に引き付けた。私はようやく口を開いた。

「発作はどれくらいの頻度で起こりますか？」

「年に数回です。今日先生に見ていただけて、本当に良かったたです。私の話を理解していただけますから。この子が普段の状態の時に、どんな問題があるのか説明しようとしても、大抵は私の頭がおかしいのだと思われます」

「これは、どれくらい続くのですか？」

私は「これ」が何を意味するのかはっきりしないまま質問をした。

「はっきりとは言えません。どれぐらい続くか分からないのです。一日か二日の時もありますし、もっと長い時もあります。最も長いもので、四週間近く続いたことがありました」

「四週間も？」

ルドロー夫人はうなずいた。

「そうなるきっかけはありますか？」

この質問には、彼女は首を横に振った。

「発作が終わるきっかけは？」

「これと言ってありません。気まぐれに現れたり消えたりするような感じです」

「てんかん発作のようなものでしょうか？」

と、私は彼女の答えをじっくり考えてからたずねた。

「神経科医の先生方はいつも、そのように考えておられます。ここ何年かで五人の神経科医の先生方に見ていただきました。実は一週間前にも、この委員会の評価のために別の先生に診てもらったばかりです。これまでに、睡眠時の脳波検査のため、それぞれ別の病院に三回入院しました。これまでにＣＴスキャンを二回受け、そのうち一回は造影剤《ぞうえいざい》を使いました。ＭＲＩも一回、そして、様々な血液検査を百回くらい受けました。どの検査でも、結果はまったく異常ありませんでした。どの先生からも、ニコールには何も悪いところは見つからなかったと言われました。その中には、私が出まかせを言っていると、私の頭がおかしくて、ニコールがこんな動作をするという作り話をしているのだと、私を責める方たちさえおられました。でも、先生は今、娘の様子をご覧になっておられます。この子は実際にこうなのに、どうやって私が出まかせを言えると思いますか？」

私はそのとおりだと答え、ニコールの様子を私自身確認しており、彼女の病気があなたの作り話ではないことは、法廷で誓っても良いと伝えた。

「あなたは医学を良くご存知のようですが、医療関係者ですか？」

「いいえ。この子のことで非常に多くの経験を積む中で、医学知識を得ただけです」

「これまでに薬で症状を治療しようとした先生はいましたか？」

「もちろんです」

彼女は躊躇《ちゅうちょ》なく答えた。

「神経科医の先生方は皆さん、ニコールに抗てんかん薬を使いました。先週の先生はテグレトールを処方しました。どの薬も何の効果もありません。実際のところ、症状がかえって悪くなった薬もいくつかあります」

「症状が始まったのは、何歳の時ですか？」

私にはこの少女に何が起こっているのかまったく分からず、まだ暗中模索《あんちゅうもさく》の状態だった。

娘の話を進めるうちに、ルドロー夫人は元気になり、疲労の色が表情から消えて行った。最初の発作はニコールが三歳の時だった。それ以前は健康そのものだった。しかしその後、転んだ時に起きた肘《ひじ》の骨折の位置を修復する手術を受けることになった。

「この子は手術をとても怖がっていましたが、三歳児では当然の反応でした。でも手術の後、麻酔から覚めなくて、もう二度と目を覚まさないのではないかと思うほどでした。本当に恐ろしかったです。昏睡《こんすい》状態に陥ってしまったかのようで、何をしても元に戻りませんでした。最初は脳障害を受けたと考えられました。その時初めてCTスキャンをおこないましたが、まったく正常でした。そして、あらゆる種類の薬、ステロイド、抗生物質が投与されましたが、ニコールを目覚めさせることはできなかったのです。私は、この子はもう死んでしまうと思っていました」

私は麻酔と病気の発症とのつながりについてしばらく考えていた。頭の中で鐘の音が遥《はる》か遠くで静かに鳴り始めた。つながりが分かりかけているという印だった。ニコールの話から私は何かを思い出そうとしていたが、それが何なのかまだ分からなかった。

「その状態がどれくらい続きましたか？」

しばらくして私はたずねた。

「二週間です。二週間もの長い間、私はベッドのそばに座り、娘の手を握り、話しかけ、目覚めさせようとしました。先生方は毎日朝と晩にやって来て、何も悪いところは見つからないと言われていました。そして、それが始まった時と同じく突然に、ある日ニコールが目を覚ましたのです。目を開けて私を見上げて『おはよう、ママ』と言ったのです」

母親がこの話をしている間に、ニコールは椅子から立ち上がり、書棚の方へ歩いて行った。書棚の冷たい金属壁に顔をくっつけて、まるで彫像のようにじっと立っていた。

「大丈夫でしょうか？」

母親は肩をすくめた。

「おそらく。発作の時はいつもこんな感じですから」

「それで、その最初の状態から目覚めた後は、以前の状態に戻ったのですね？　何事もなかったかのように？」

「何事もなかったかのように」

彼女は同じ言葉を繰り返した。

「ただ一つのことを除いては。顔の右側が垂れ下がったのです。神経科の先生から、それは顔面神経麻痺《まひ》で、一生治らない可能性があると説明されました。もちろん間違いでした。先生方がニコールについて予測したことはすべて間違いでした。顔が垂れ下がる症状は一週間続きました。それ以来何度か起こっていますが、大抵は発作中か発作直後です。時々顔の左側に起こります。おかしなことです」

私は机の上のノートの最初のページの一行目に《麻酔後の昏睡》と書き、二行目には《再発性の顔面まひ》と描いた。頭の中の鐘の音が少し大きくなってきていた。

「それでは、最初の出来事から今回までの間に、何度発作がありましたか」

ルドロー夫人はため息をついて考えた。

「どうしましょう。分からないわ……。二十から二十五回くらいでしょうか」

ニコールは、まだ書棚の金属壁に頬を押し付けたままだったが、また例の奇妙なニーニーという音を出し始めた。

「昏睡と顔面まひ以外で、発作の最中に起きる問題はありますか？」

「静かにしてちょうだい、ニコール」

ニーニーという音は次第に大きくなっていた。再び、まったく動くことなく、自分を見つめる母親と目を合わすこともなく、ニコールはルドロー夫人の言うことを聞いた。

「そうですね」

ルドロー夫人は話を続けた。

「時々言葉が不明瞭《ふめいりょう》になります。脳卒中でも起こしたかのように」

私は《会話が不明瞭になる》とノートの次の行に書いた。

「不眠症もあります。私としては、不眠症が一番困ります。四、五日連続してまったく眠りません。信じられないかもしれませんが、本当なのです。今回の発作では、もう七十二時間ほど眠っていない状態です。もちろんですが、この子が起きている間は私も一緒に起きていなければいけません。一人にさせたらケガをするかもしれないと心配なのです。ですから、この子が眠らない時は、私も眠りません」

私は次の行に《不眠症》と書き加え、ルドロー夫人がやつれているのはこのせいに違いないと理解した。

「他に何か？」

「もう一つあります。全身が激しい痛みに襲われます。首や胸、お腹、背中です。一度は本当にひどくて、心臓発作を起こしたのかと思ったほどです。別の時には、お腹の痛みが激しかったので、救命救急室の医師は盲腸を切除しようとしました」

ノートに《原因不明の痛み》と書きながら、ついに私はニコールに何が起きているのか分かったと思った。私が必要な情報は、あと一つだけだった。

「発作が起きている間、ニコールの尿に変わった点はありませんか？」

ルドロー夫人は即座に答えた。

「その質問は先生が初めてですが、そう言われれば、尿におかしな点があります。いつも不思議に思っていたのですが、たずねたことはありませんでした。具合が悪い時、この子の尿は色が濃くなります。とても濃くて、赤ワインのような色になります。何か意味があるのでしょうか？」

それには確かに意味があった。濃い色の尿は、診断への扉を開く鍵だった。彼女の答えを聞いて私は、ニコールはおそらく急性間欠性《かんけつせい》ポルフィリン症（ＡＩＰ）と呼ばれる病気だろうと思った。

認めたくはないが、この診断を私が見事にひらめいたのは、これまでにニコールを診察した十人以上の医師よりも私が賢いからではなかった。私が彼らより多くの文献を読んだり、より高い臨床的洞察力を持っていたり、より徹底した質問をおこなったりしたとしても、このひらめきは私に降りてこなかったし、他の医師もひらめくことはなかった。そういうことではなく、私はただ運が良かっただけだ。ルドロー夫人の受診の数週間前の出来事のおかげで、ポルフィリン症を診断する準備が整っていたのだった。

彼らが受診した時期、私は遺伝子疾患に罹患《りかん》した歴史上の人物に関する本を執筆していた。受診の前の月に、私はアメリカ独立戦争の時期にイギリス国王であったジョージ三世に関する章を書き終えていた。ジョージ三世は生涯のほとんどを健康に過ごしたが、その治世（一七六〇―一八二〇年）は奇妙な病気のため何度も中断した。その病気とは、短くて数日から長くて十年も続く発作である。後に『王室の病気』として知られるようになるこの病気により、国王は再起不能となり、職務を遂行できなくなった。

ニコール・ルドローの病気と、ジョージ三世の生涯にわたり彼とその国家および植民地に大変な苦しみを与えた病気には、多くの類似点があった。どちらも、発作は前触れもなく始まり、終わる。どちらも症状の特徴として神経まひ、意識レベルの変化（清明な意識状態から混迷や昏睡にいたるまでの様々な意識状態）、原因不明の耐えがたい痛みや不眠症などの独特な症状が見られる。いずれも発症している時の尿の色は、濃い色またはワイン色と描写される。そしてどちらも、多くの医師にとって不可解な病気だった。実際、ジョージ三世の病気は彼が生きている間に診断がつかなかった。ジョージ三世とニコール・ルドローとが大きく異なる点は、もちろんのことながら、彼が世界で最も巨大な国の王であり、発症している間も何百万人もの国民の生活に影響する決断を強いられたことであり、それが最終的にはアメリカ独立戦争へとつながっていったが、ニコールは、ただの少女に過ぎない点だ。

ようやく王の病気について論理的な説明がなされたのは、ジョージ三世が逝去《せいきょ》して百五十年が過ぎた一九六六年のことだ。国王のお抱え医師であったイギリス人のマカパイン医師とハンター医師により公表された何百ページもの容態報告書を注意深く確認すると、ジョージ国王の病気の特徴はすべてポルフィリン症で説明することができる[1]。

ポルフィリン症は稀な遺伝性疾患群であり、ヘムタンパク質（赤血球に不可欠な構成要素）を作るために必要な酵素が欠損していて、通常二つの症状が見られる。まず、体が十分な量のヘムを作れないため、患者は貧血になる。次いで、ヘムが作られる経路が遮断《しゃだん》されるため、ヘムの前《ぜん》駆体《くたい》（ヘムが生成される前の段階にある物質）が血中に蓄積して非常に高濃度となり、この高濃度の化学物質が皮膚、肝臓、中枢神経系に対して毒性を持つ。

ジョージ三世が罹患していたポルフィリン症の病型は、常に症状が現れるわけではない（ニコール・ルドローも同じ病型だと思う）。通常の環境では、健康を維持するために必要な量以上の酵素が作られる。しかし、病気や精神的なストレスがある間、あるいは何らかの薬や化学物質にさらされた後には症状が出現することがある。そのため生涯にわたり、この型のポルフィリン症患者は説明のつかない痛みや独特な神経症状および精神症状、しばしば赤ワイン色と表現される異常に色の濃い尿（過剰な量のヘム前駆体が尿中に存在するため）の排泄を特徴とする、一見奇妙な病気の症状に苦しめられる。

ニコールの病気の経過は、急性間欠性ポルフィリン症（ＡＩＰ）患者に見られる経過と一致していた。最初の発作は麻酔薬が投与された後に起こっており、麻酔薬の多くは患者の症状を引き起こすことが知られている。最初の発作の後の数年間、彼女は様々な薬を用いて治療されていた。その中には、抗けいれん薬のフェノバルビタールも含まれていたが、この薬も症状を悪化させることがよく知られている。受診時のニコール（この時、彼女は立ったまま書棚の壁に頬を押し付け、再び小さくニーニーという音を出していた）に起こっていた発作は、前の週に始めたばかりのテグレトール（カルバマゼピン）を用いた治療が原因である可能性が高かった。

考えれば考えるほど、私はニコールがＡＩＰであるとの確信を深めた。ニコールのように小さな子どもに症状が起きることは稀だが、彼女の病気の症状とＡＩＰの症状は、偶然にしては重なり過ぎている。この診断を証明するためには二つの仕事が必要だった。まず、この病気は常染色体優性遺伝形式を取り、通常、変異した遺伝子は病気の親から病気の子に伝わるため、ニコールの両親のどちらがこの病気であるか確認する必要がある。次に、ニコールの血液と尿を用いて、この疾患を引き起こす生化学的異常（血液や尿に含まれている化学物質の異常）があると証明することだ。私の疑いをルドロー夫人に伝えずに、できるだけ澄ました顔を保ちながら、私は最初の仕事に取り掛かった。

ニコールの尿の色に何か意味があるのか、というルドロー夫人の質問に対して、私はあいまいに「あるかもしれない」と答えた。この時、ニコールは書棚の壁から頬を離し、静かにニーニーと音を出しながら、母親のところにやって来て、膝の上に座ろうとした。

「だめよ。椅子に座りなさい」

と、母親が言うと、今回もためらうことなくニコールは従った。

私は話を進めることにした。彼女が母親の隣の椅子に腰を落ち着けるのを待って、私は質問を始めた。

「ニコールの妊娠中はいかがでしたか？」

「最悪でした」

ルドロー夫人は即座に答えた。

「二度も入院しました。最初は妊娠六週目でした。ひどい腹痛が起きたのです。主治医の先生は子宮外妊娠だと考え、問題を見つけるための開腹手術をおこないました」

「何か見つかりましたか？」

「不思議なのですが、何もありませんでした。すべて異常なしでした。その一週間後に、痛みは消えました。おかしな話です」

ルドロー夫人の説明のつかない痛みの症状は十中八九ポルフィリン症の発作だろうと思い、私は抑えきれない気持ちになったが、そのまま質問を続けた。

「二回目の入院はどのようなことでしたか？」

「約一カ月後です。脱水を起こしたので入院になりました。とてもひどくて、嘔吐《おうと》が止まりませんでした。腕に点滴をしたまま六週間過ごしました」

この話もまた、ポルフィリン症と一致する。

「ニコールのような症状が起こったことはありますか？」

彼女は首を横に振った。

ルドロー夫人の妊娠歴（妊娠中の健康状態の報告内容）は疑わしいが（妊娠のストレスが症状を引き起こすことはしばしばある）、家族歴の残りの部分をたずねながら、私自身が完全に納得するために必要な最後の確認をおこなった。

ルドロー夫人によると、夫と夫側の家族は全員とても健康だが、彼女側の家族は説明のつかない健康上の問題がいくつもあると言う。

「私の母の家系は大丈夫ですが、父の家系がひどいのです。父は意識を失うことがあるので飲んだくれだと思われていますが、父はお酒を一切飲みません。飲むといつも胃の具合が悪くなるからです。そして父の姉は現在八十代ですが、ずっと痙攣《けいれん》発作をおこしています。

「痙攣発作以外に何かありますか？」

彼女は首を横に振った。

「彼女には娘がいますが元気で――」

「あなたのいとこですね？」

私は彼女の言葉をさえぎった。

「そうです。いとこは大丈夫ですが、彼女の娘は珍しい病気だと診断されました。何という病名かはっきりと――」

「ポルフィリン症では？」

と、私はほとんど椅子から飛びあがりそうになりながら口を挟んだ。

ルドロー夫人は眼を見開いた。

「はい。そのとおりです。どうしてご存知なのですか？」

「ルドローさん、この数分間、私はニコールの問題はポルフィリン症で説明がつくと考えていました。これは遺伝性疾患なので、ご家族の中でこの病気だと診断されている人がいると、あなたからお話が出るのを待っていたのです」

彼女は当惑しているようだった。そして、半信半疑でたずねた。

「でも、他にポルフィリン症の人はいないのに、なぜ私のいとこと私の両方で、娘たちがその病気になるのでしょうか？」

「そう、実際この病気なのは、ニコールとあなたのいとこの娘さんだけではないと思います。あなたの妊娠中の問題は、ポルフィリン症の症状だったと思います。そして、あなたのお父さんが意識を失うのも、お酒を飲んだ時の反応も、恐らくどちらもポルフィリン症によるものです」

「私のいとこは？　彼女は病気をしたことがありませんが――」

「それがこの病気の不思議な点の一つです」

と、私は彼女をさえぎって話し始めた。

「症状は人それぞれで幅があるのです。常に具合の悪い人もいれば、生涯で具合が悪い日が一日もない人もいます。それ以上、うまく説明できませんが」

ルドロー夫人はじっと考えていた。そして、こうたずねた。

「もしも娘が本当にポルフィリン症なら、そうだと思っているわけではありませんが、もしそうであれば、この子を救うために何かできることはあるのでしょうか？」

「ええ、たくさんあります。病気を治すことはできませんが、その病気だと知ることで、それほど多くの発作が起きないようにできる可能性があります」

私は今後の管理計画を説明し、直ちにテグレトールの使用を中止することから始めることにした。また、診断を確定するために、ニコールの血液と尿、便が必要であることも説明した。私は話を終え、彼女に質問があるかとたずねた。

「一つだけあります。あれほどたくさんの先生たちが思いつきもしなかったのに、先生はなぜ診断をつけることができたのでしょうか？」

私は肩をすくめて、ニコールを評価した他の医師たちよりも私はずっと賢いのだ、と言いたくてたまらない気持ちをぐっとこらえた。しかし、私が本当に言うべきだった言葉は、医師は皆、他の人と同じだということだ。私たちの人生は巡り合わせに左右されている。もしも、前夜の医療ドラマ『ドクターハウス』に出てきた非常に稀な病気の症状を示す患者をたまたま診察することになったら、私たちは鑑別診断（複数の病気と比較しながら病気を特定すること）の際に強くその病気を疑うだろう。それが正解の時もあれば、大間違いの時もある。

ニコールと母親の急性間欠性ポルフィリン症を私がたまたま診断できたのは、私の診断能力が優れているからでも、注意深く話を聞いたからでもない（診断は、ニコールの赤血球でウロポルフィリノーゲンI合成酵素の欠損を証明することで、最終的に確定した）。この親子が一年前に受診していたら、過去にニコールを診察した十人以上の医師たちと同様に、私も診断できていなかっただろう。ニコール・ルドローの場合は、ただ単にまぐれで正しい診断を思いついた。ルドロー親子と私は、ちょうど良い時、ちょうど良い場所に居合わせただけだ。

臨床遺伝専門医にとって、まぐれは重要な要素だ。私がこうして仕事をできている理由のほとんどは、まぐれと直感と、稀で奇妙な事実をほんの少し知っているおかげである。

ニコール・ルドローは現在二十一歳である。彼女と母親に初めて会った日に、彼女の病気を管理できると私は楽観的に述べたが、彼女の人生はとても簡単とは言えないものとなっている。十代の頃は、ポルフィリン症の様々な症状に苦しんだ。その結果、さらに何十人もの医師の治療を求めて、いくつもの病院で何度も入院生活を送ることになった。両親は泥沼の離婚に至り、彼女にストレスを与えた。鎮痛剤の依存症となり、依存から抜け出し（依存症の治療が病気の発作を引き起こした結果、大きく体調を崩した）、結局また依存症になった。我々はみな彼女の診断名を知っていて、病気から彼女を守るための手立ても分かっていながらこうなってしまったのだが、それはニコールがポルフィリン症というだけでなく、典型的な思春期の少女でもあり、他の思春期の若者と同様に、両親や主治医がしてほしいと望むことには何であろうと激しく反発したためだ。思春期は多くの子どもたちとその家族にとって難しい時期であるが、慢性疾患の子どもたちの場合は並外れて難しくなることがある。

十九歳でニコールは高校を卒業し、できる限り両親から離れるため、彼氏とともにアトランタへ引っ越した。そのアトランタの暮らしの中で、彼女はついに「成長」した。思春期という自己限定的な「病気」から回復したのだ。（これに対する治療法はないが、十分な時間を与えれば、ほとんどの子どもたちはそこから抜け出す！）数カ月前、彼氏との長く激しいけんかの末、二人は完全に別れることになり、ニコールはコネチカット州に戻り、父親と生活を始め、仕事も見つけた。前回の受診では、彼女は健康で、幸せで、落ち着いた様子だった。最初に受診した時母親が言っていたとおり、ニコールは頭が良く「分かって」いる。今後は彼女は自分自身を大切にするだろうから、ポルフィリン症に関連する問題は、ほぼなくなるだろうと思う。

ニコールの最近の様子は重要な点を明確に示している。何よりもまず、遺伝子疾患や先天異常の患者は《人》である。ダウン症候群がある子どもの家族と話す時、私はわざわざ次の表現を使う。お子さんたちはまず子どもであり、たまたまダウン症候群があるだけなのです。《ダウン症児》ではありません。この呼び名は、お子さんたちのあらゆる点がダウン症候群の結果であると決めつけるものです、と。二つの間の差はわずかかもしれないが、極めて重要なことである。

第十四章　「この赤ん坊は何だか気になる」

私がエドウィン・リヴェラに新生児集中治療室（ＮＩＣＵ）で出会ったのは、彼が生後四時間の時だ。当直の新生児科医、アンディー・ジェイムズに電話で診察を頼まれたのだった。

「どこがどうとは言えないんだよ、ボブ。でも、その赤ん坊は何だか気になるんだ」

電話口でアンディーが言った。

「何かがおかしいんだけど、それが何なのか、はっきり分からないんだ」

アンディーは私が出会った中で最高の新生児科医であり、彼が言うのなら、何かあるに違いなかった。しかし正直言って、保育器（小さなアクリルガラス製の箱で、マットレスが敷かれている）に寝かされたエドウィンを見ても、アンディーが何をそれほど気にしているのか理解できなかった。なぜこの赤ん坊に対する遺伝学的な診察が直ちに必要とされたのか、十分な理由が見つからなかった。

確かに、エドウィンは小さかった。電話で説明されたとおり、二一二六グラムという体重は、在胎週数にしては九〇〇グラムも小さかった。しかし、子宮内胎児発育不全（出生時体重が、妊娠週数相応の標準体重に比べて著しく少ないことを示す用語）には数々の原因があり、遺伝に関係するものはそのうちの二、三に過ぎない。アクリルガラス越しに見ている限り、紙おむつだけを身に着けて寝ているエドウィンは気持ち良さそうで、呼吸は正常な速さで苦しそうな様子もなかった。

筋緊張も、正期産の乳児として適切だと思えた。腕と脚の形も問題なく、左右対称に動いている。つまり、右と左が鏡に映っているかのように同じ動きをするもので、正常な乳児ならば当然の動きだ。また、頭の大きさも新生児としては適切で、黒っぽい髪の毛の生え方も正常だし、顔かたちも正常で、首や胴体も申し分なかった。結局、予想外に低体重であることを除いては、少なくとも表面的にはこの赤ん坊はまったく問題がないと思われた。彼を観察しても、アンディー・ジェイムズがなぜそれほどまでに気にしているのか、私には理解できなかった。

アクリルガラス越しに数分間エドウィンを観察した後、私は保育器の蓋《ふた》を開けて本格的に診察をおこなった。この診察の結果は私が最初に考えていたとおりだった。小さく、痩せていて、軽い肝脾腫《かんひしゅ》（肝臓と脾臓が大きくなっている）はあったが、まったく正常な新生児に思えた。

私が診察を終えると、アンディーが声をかけてきた。彼は私がＮＩＣＵに到着した時は、回診中だった。

「やあ、ボブ。どう思う？　僕が気になっているのがどこなのか、見つけてくれたかい？」

私は首を横に振りながら答えた。

「アンディー、特におかしなところは見つからないよ。小さいし、軽い肝脾腫もあるけど、せいぜいそれくらいだ」

「うまく説明できないんだけど、まあ、勘《かん》というやつだ。この子は確かに何か、見えてはいないけれど、何かがおかしいと感じるんだよ。君も患者にそう感じたことはないかい？」

「もちろんあるさ。でも正直言って、僕の異常検知器は、この赤ん坊からは特別な信号を受け取っていないよ」

さらに私は、子宮内胎児発育不全と肝脾腫の原因として、TORCH《トーチ》の病原体の一つによる先天性の感染症が最も可能性が高いと伝えた。TORCHは感染性病原体のグループを頭文字——トキソプラズマ（T）、その他（O）、風疹（R）、サイトメガロウイルス（C）、ヘルペス（H）——で示したもので、妊娠中の母体に感染し、発生過程の胚《はい》（受精卵が分割して胎児になるまでの状態）や胎児に有害な影響を与えることが分かっている。

「僕もそう思ったんだけど、母親と話したら、妊娠後期に赤ん坊の成長が十分でないと指摘されたこと以外、妊娠中はまったく問題がなかったという話だった。九カ月の妊娠期間中、具合が悪くなった日は一日もなく、嘔吐《おうと》、下痢、発熱、風邪症状、発疹《ほっしん》などもなかったと言うんだよ」

「アンディー、多くの場合、胎児への影響が大きい感染症が母親に引き起こす症状はかなり軽いというのは、君も知っているだろう？」

「もちろんだよ、ボブ。でもさっきも言ったとおり、それを考えても、この子はどうも引っかかるんだよ。母親に症状がなかったことが余計に疑いを強くしているんだ」

「まあ、君が引っかかると言うなら僕も気になるよ。君が何かおかしいと感じるなら、きっと何かあるんだろう。でも先天性の感染症以外に、役に立ちそうなことは思いつかないな。とにかくTORCHの抗体検査に出してみるよ」

「それはもう出したよ」

と、アンディーは答えた。

「こんなに急いで来てくれてありがとう」

「お役に立てなくて悪かったね」

私はそう言って、赤ん坊のカルテに対診記録（診療の依頼に応じた診療記録）を記入するためナースステーションへ向かった。

記入が終わりに近づいた時、アンディーが私の方に近づいてきた。

「ボブ、君の言うとおり、感染症で正解だったかもしれないよ。あの子の検査結果が一部戻って来たんだけど、貧血で、ビリルビンもすでに上昇していたよ。光線療法を始めなきゃいけないね」

私はうなずいた。赤血球の減少（エドウィンの貧血の原因）は先天性感染症の特徴であり、肝臓が障害を受けて肝炎が生じ、通常はそれに伴いビリルビン値が上昇する。今回の検査結果で、私は自分の診断評価に自信を持った。私は正しかったのだと確信して、NICUを後にした。エドウィン・リヴェラは先天性感染症だと、ほぼ確信していた。

高ビリルビン血症は新生児によく見られる病気で、血液中にビリルビンが蓄積する。赤血球が破壊される（これは一生繰り返される）際に生成される副産物であるビリルビンは、抱合《ほうごう》と呼ばれる処理を受けた後、肝臓の働きにより通常は血液循環から除去される。新生児では、肝臓が未熟で血液中のビリルビンを抱合するために必要な酵素が十分に作られない。多くの場合、肝臓がこれらの酵素を作って機能し始めるまでには数日かかる。結果として、ほとんどの赤ん坊は短期間、強膜《きょうまく》（白目）が黄色くなり、肌にも軽い黄疸《おうだん》が現れる。

一過性の高ビリルビン血症とそれによる黄疸が起こっても、九五％は何事もなく回復する。しかし残りの五％――早産児や感染症、肝機能障害などの合併症があったり、母親と異なる血液型の赤ん坊（ABO式またはRh式血液型不適合と呼ばれる）――では、ビリルビンがさらに高値となり、血液と中枢神経系を隔《へだ》てる関門を通過し、核黄疸と呼ばれる状態になる可能性がある。核黄疸は、恒久的《こうきゅうてき》な回復できない脳障害を起こすことがある。

核黄疸が懸念される領域までビリルビン値が上昇した場合、血液からビリルビンを除去する治療を開始しなければならない。ビリルビン値を下げる標準的な方法は二つある。一つ目は、交換輸血である。これは、赤ん坊の血液をゆっくり五ミリリットルずつ抜き取り、ドナー（提供者）

の血液を同じくゆっくりと輸血する方法だ。この方法でビリルビン値を速《すみ》やかに下げることができるが、交換輸血は合併症を伴う。したがって、この方法は次に示す簡単な方法では効果がない極めて重症な高ビリルビン血症を治療する場合に用いられる。

二つ目の方法は第一選択（最初におこなう治療）としておこなわれる光線療法である。光線療法では、赤ん坊を青色の蛍光灯列の光に晒《さら》す。光線を受け皮膚の中で化学反応が起き、ビリルビンは、血流から除去されやすいルミルビンという物質に変換される。この反応はゆっくりで、実際にはビリルビン値の低下は緩徐《かんじょ》であるが、長期的な副作用を引き起こすことがなく、通常は治療法として十分である。

そのため、エドウィン・リヴェラの血中ビリルビン値が上昇していると分かった生後一日目、アンディー・ジェイムズは彼に二方向からブルーライトを照射し、八時間ごとにビリルビン値を測定するよう指示した。治療は効を奏し、生後十六時間の採血で測定したビリルビン値は最初の数値ほど高くはなかった。三回目となる生後二十四時間の測定でも数値が下がった。アンディーの治療計画はうまく行ったかのようにみえ、エドウィン・リヴェラの核黄疸は回避できると思われた。

しかし、エドウィンのビリルビン値が安定化しつつある一方で、驚くべき新たな問題が発生した。

その翌日の朝、アンディー・ジェイムズが電話をしてきた。

「ボブ、あの子宮内胎児発育不全の赤ん坊だけど、見たことがないような変な発疹が現れたんだ。水疱《すいほう》（水ぶくれ）が体中に出ている」

「水疱だって？　それは変だ。先天性感染症の赤ん坊には様々な発疹が出るけれど、水疱は聞いたことがないよ。大きさは？」

「でかい」

と、彼は答えた。

「こすると透明な液体が出てくる。あんなのは、これまでに見たことがないよ」

私は彼に、すぐにそちらに行くと伝えると同時に、私は発疹にはあまり詳しくないため、皮膚科医にも応援を依頼したかとたずねた。

「僕もそう思ってね。スザンヌ・カミングスがこちらに向かってくれているよ。君と同じ頃に到着すると思う」

実際には、病院で最も優秀な皮膚科医の一人であるスザンヌよりも数分早く、私はＮＩＣＵに到着した。保育器のアクリルガラス越しに中をのぞいて、私はその姿に仰天した。前日には幸せで満足げだったエドウィンは、泣き叫び、大きく膨《ふく》れて明らかに痛そうな水疱に額から足の裏まで覆《おお》われた惨《みじ》めな姿に変わっていたのだ。私が彼を見つめていると、アンディーが近づいて来て言った。

「こんな状態を見たことがあるかい？」

実際、私は前にこのような状態を見たことがあった。外力を受けた部分に水疱が生じる、表皮《ひょうひ》水疱症《すいほうしょう》（ＥＢ）と呼ばれる稀な遺伝性疾患がある赤ん坊だ。しかし、ＥＢの新生児は、エドウィンの症状とは少なくとも二つの点で異なっていた。まず、通常は出生時から水疱がある。次に、ＥＢの水疱は全身どこにでも起きるのではなく、刺激を受けている部分のみだ。

アンディーにこれらの違いを説明していた時、スザンヌ・カミングスがＮＩＣＵに入ってきた。挨拶の後、赤ん坊を見た彼女は、一言だけ声に出して言った。

「まあ、なんてこと」

彼女は黙って手袋をはめると、保育器の蓋を開け、極めて用心深くエドウィンの診察を始めた。アンディーが言ったとおり、水疱に触れると無色透明の液体が出てきた。

「水泡が頭から爪先まで」

そうつぶやくと、彼女は質問した。

「驚いたわ。いつから出始めたの？」

「昨夜だ。生後八時間頃だよ」

と、アンディーが答えた。

「これはブルーライト？」

彼女が蛍光灯を指さしながら質問した。私たちがうなずくと、また彼女は質問した。

「光線治療は、いつから始めたの？」

「昨日の夕方五時頃だ」

と、アンディーが答えた。

「水疱が出る数時間前かしら？」

アンディーは再びうなずいた。

その時、スザンヌがエドウィンの紙おむつを止めているテープを剥《は》がすと、会陰部《えいんぶ》が現れた。腰から陰嚢《いんのう》まで、どこにも水疱は出ていない。彼女がうなずいている間、アンディーと私は眼を丸くしてお互いの顔を見つめ合った。

次に、彼女は指先だけを使って、赤ん坊の右肩をマットレスから持ち上げた。それは明らかに赤ん坊に痛みを与える動きだった。スザンヌの指が水疱に触れる度に、彼の泣き声は大きくなっていった。しかし、肩がマットレスから離れた時、私たちはまたもや思いがけない光景に驚いた。エドウィンの背中にも何の発疹もなかったのだ。

「驚いたわ」

と、彼女はまた声を上げた。

なぜこのようなことが起こっているのか、皮膚のある部分はひどく損傷されているのに他の部分には障害がない理由が、私にはまったく分からなかった。

しかし、スーザン・カミングスには、すでに答えが分かっていた。

「アンディー、近くに暗い場所ってあるかしら？　太陽の光が入らない場所よ」

アンディーは少し考えて、NICUの備品保管室を指さした。ためらうことなく、スザンヌは手袋をはめたままの手をエドウィンの背中の下に入れると、慎重にお尻をマットレスから持ち上げて、おむつを外して保育器から取り出した。彼女はナースステーションで立ち止まって自分のカバンをつかむと、アンディーの後に従って備品保管室に入って行った。私もその後に続いた。

彼女はカバンから小さなランプを取り出して言った。

「私の考えが正しいのかまだ分からないから、説明は待ってね。病変の分布は独特で、水疱は光線治療の光が当たっているところにしか出ていない。こんなことが起こる病気を、私は一つしか知らないわ。ボブ、ドアを閉めてくれる？」

私が備品保管室のドアを閉めると、部屋は真っ暗になった。

「これはウッド灯（紫外線照射装置）よ。スイッチを入れるから、よく見ていてね」

その瞬間、彼女が左手に持つランプから不気味な紫色がかった光が放たれた。同時に、彼女が右手に持つおむつから、明るく青みがかった赤い色が現れているように見えた。

「光っているのが分かる？」

と、スザンヌがたずねた。

「これで間違いないわね。あの赤ん坊は、先天性骨髄性《こつずいせい》ポルフィリン症よ。驚いたわ」

先天性骨髄性ポルフィリン症（ＣＥＰ）は、ニコール・ルドローと同じポルフィリン症の一つで稀な病型である。ニコールの急性間欠性ポルフィリン症（ＡＩＰ）と同様に、ヘムを作るために必要な酵素が一つ欠損することにより、ヘムの欠乏（それにより起こるヘモグロビンと赤血球の双方の欠乏）と血流中に毒性がある前駆体《ぜんくたい》が蓄積することで様々な症状や徴候が現れる。ＡＩＰでは、貧血、断続的（間欠的）な神経や精神の症状など、ニコール・ルドローを生涯にわたり苦しめているものと同様の医学的な問題がある。しかし、ＣＥＰの患者の貧血はＡＩＰよりも重症で、生命を保つために定期的な輸血が必要となる。また、ポルフィリン前駆体の蓄積は、さらに重症で持続的な影響を与える。ＣＥＰ患者の血液に存在する赤色のポルフィリンは光に過敏に反応し、いかなる種類の光を受けても皮膚に対して有毒なものとなる。光を受けたポルフィリンは、エドウィンが光線治療を受けてすぐに顔、胴体、手や脚に現れたような水疱を皮膚に作る。水疱は最終的に治癒《ちゆ》するが、傷跡が残る。繰り返し光に当たれば当たるほど、ＣＥＰ患者の外見は損なわれていく。皮膚は傷痕《きずあと》に覆われ、頭皮の一部の毛髪がなくなる一方で、別の部分の皮膚にはところ構わず毛が生える。

興味深いことに、このような臨床的な特徴のため、医学史研究家の中には、ＣＥＰ患者が吸血鬼伝説の元になったのではないかと推測している人もいる。これは多くの文化圏に存在する古くから伝わる物語である。吸血鬼は、何らかの呪《のろ》いにより神聖な墓地に入れてもらえなかった死者として描かれている。自身の墓の中で安らかな眠りにつくことができず、不死者または生ける屍《しかばね》（ゾンビ）と化し、生の世界と死の世界の間で身動きが取れなくなっている。吸血鬼は恐ろしいまでに醜《みにく》く、命を維持するための糧《かて》を常に必要とし、無垢《むく》な人間の血を求めて、暗くなってからこの世を歩き回るよう運命づけられている。

では、CEP患者について考えてみよう。血中のポルフィリンにより光過敏となり、顔には傷痕が残っている。光に過敏性を持ち、精神的にも敏感であることから、人生の早い時期に、夜しか出歩けないと悟る。そして、異常に赤いポルフィリンが歯に沈着するため、赤色歯（文字どおり「赤い歯」）となることから、彼らが血を飲んでいるという印象を無知な人たちに与える。迷信と無知が支配していた時代に、CEPの赤ん坊の誕生をきっかけに不死者の物語が生まれ、最終的に今日の伝説となったとしても、理解に難くない。

エドウィン・リヴェラの血中のポルフィリン量の増加により、過剰なポルフィリンが尿中に排泄されるようになった。そのため、おむつが光るという現象が起こり、診断の確定につながった。つまり、エドウィンの尿に赤色蛍光物質がたっぷり含まれていたため、スザンヌは彼がCEPだと分かったのだ。

備品保管室から出て、アンディーはエドウィンの保育器へと歩いて行き、ブルーライトを消した。ワゴンから清潔なシーツを一枚取り出し保育器のアクリルガラスを覆い、部屋全体を照らす電灯をさえぎった。

「貧血だった理由も説明がつくよ」

私は、エドウィンのカルテに対診記録を書き込んでいるスザンヌに言った。

「肝臓と脾臓が肥大していたのも、髄外造血《ずいがいぞうけつ》（彼の体はできる限り多くの血球を作ろうとして、通常血液を造る骨髄以外の場所も利用している）の結果だと思う。しかしなぜ、あれほど発育が遅いんだろう？　意味が分からないよ」

スザンヌも分からないようで、肩をすくめて見せた。彼の発育遅延の意味は当時の私たちには分からなかったが、今も分からないままだ。その後におこなった検査でスザンヌが正しかったことが証明された。エドウィンは血液検査で、ウロポルフィリノーゲンⅢ合成酵素の欠損が明らかになった。この酵素の欠損がＣＥＰの原因である。

保育器がシートで覆われた後、エドウィンは四カ月近くをＮＩＣＵの隅に置かれた保育器の暗闇の中で過ごした。彼の両親は、最初は息子の病気の性質と重症度、親子の将来への影響をなかなか理解できなかったが、その四カ月間で息子の介護の方法を学んだ。最終的に、彼らは息子をほぼ完全に真っ暗にした家に連れ帰って生活を送ることになった。

現在、エドウィンは三歳で、数々の深刻な問題を抱えている。暗い中での生活を続け、すべての光をさえぎり、思い切ってアパートを出るのも暗くなってからだけだ。慢性的に体調が悪く、新生児期に予想されたとおり、重度の貧血のため子ども病院の乳幼児部門に一泊入院して定期的な輸血を受けている。原因はよく分からないが頻繁《ひんぱん》に重症の感染症にもかかり、静脈内抗生物質投与のため長期入院を余儀《よぎ》なくされている（もちろんのことだが、点滴ルートを確保する際は、その処置をする研修医も暗闇で作業をしなければならない）。控えめに言っても、彼の生活は（両親の生活も同様に）楽なものではなかった。

エドウィンの入院生活については容易に見当がつくだろう。彼は部屋に一人きりで、カーテンは閉められ、電灯も消され、電灯のスイッチは「切」の状態でテープによって固定されている。ベッドでは、彼の皮膚に最も有害だと証明されている光の波長のほぼすべてをさえぎることができるオレンジ色のアクリルガラス板の陰で寝ている。両親が十分に注意しているので、現時点でエドウィンの皮膚にひどい傷痕は残っていない。しかし、このような子どもはどうやって生きていけば良いのだろうか？　暗くなってからしか外に出られない状態で、どのように成長発達し、友達を作り、学校へ行き、社会生活を送るのか？

悲しいことだが、私はエドウィンの将来を楽観的に考えてはいない。彼を夜間の生活から解き放つのは骨髄移植《こつずいいしょく》だけだ。この処置――彼の骨髄細胞（ヘムを作るために必要な酵素が欠損している）を、必要な酵素を作ることができる提供者の細胞と入れ替える――により制限のある生活から解放される可能性はあるが、深刻な問題もある。まず、骨髄移植の死亡率は二〇％であり、この危険性を両親はまだ受け入れることができていない。次に、成功の可能性を最も高めるためには適切な骨髄提供者が必要である。しかしエドウィンは短い人生の中で非常に多くの血液交換をおこない、それは多数の献血者から提供された血液であるため、彼の体には地球上のすべてとも言える人々の血液に対する抗体が作られてしまっている。これまでのところ、適合者は見つかっていない。そして、エドウィンの問題は続いている。

エドウィンの誕生以降、私はアンディー・ジェイムズに会う度に、あの新生児がＮＩＣＵに到着した時に彼が感じていた不安感について考える。あの赤ん坊の何が彼にそう思わせたのか私には今も分からないが、一つだけ確かなことがある。「ボブ、この赤ん坊は何だか気になるんだ」と彼から電話がある時にはいつでも、私はそれを非常に重く真剣に受け止めるようになった。

後記

一年以上もの間、エドウィンは乳幼児部門に頻繁に現れていた。感染症が頻繁に起こっていたため、常に入院していたといっても良いほどだった。自宅の一日に対して病院で過ごす時間は数週間に及んだ。彼は基本的に病棟の暗い病室に住み、オレンジ色のアクリルガラス板の陰に横たわって過ごしていた。

そしてある日、エドウィンはいなくなった。

最初、私はそのことに気づかなかった。退院したことは分かっていたと思うが、感染症が回復したから家に戻ったのだと判断していたのだと思う。時が過ぎたが、私は忙しすぎて、思いのほか長く彼が姿を見せていないことに気づいていなかった。そして、彼のことをほぼ忘れてしまっていた。

一年が過ぎた。それは春になって初めての気持ちの良い日で、太陽が輝き、気温は二十度を超えていた。私は病院の前の歩道に出て新鮮な空気を吸っていたが、その時、エドウィンの母親に出会った。彼女は三歳か四歳くらいの小さな男の子と手をつなぎながら歩いていた。その子がエドウィンだと気づくまで、何秒かかかかった。

彼が陽の当たるところにいる。他の子どもと同じように、半そでシャツとジーンズで歩道を歩いている。顔には病気による傷痕が少し残っていたが、太陽の光から皮膚を守る独特な保護具はつけていなかった。普通の子どもと同じだった。

私がいぶかしげな表情をしたのが分かったのだろう。エドウィンの母親が私に言った。

「そうです、マリオン先生、エドウィンです。奇跡だと思いませんか?」

「いったいどうして?」

それ以外、言葉が出なかった。

「奇跡です」

彼女はその言葉を繰り返した。

「この病院を退院した後、この子をスローン・ケタリング記念病院に連れて行ったんです。そこで骨髄移植を受けました」

「誰の骨髄を使ったんですか?」

「私のです。完全に適合はしていませんでしたが、とても容体の悪い時期が長く続いていたので、私も夫も試す価値はある、今よりは良くなるかもしれないと考えました。実際のところ、マリオン先生、私の骨髄を移植した後、この子は何カ月も具合が悪くて、あの病院のＩＣＵを出たり入ったりしていました。考えられるすべての合併症を発症して、私たちは何度もこの子を失うと思いました。でもある日、回復に向かい始めたのです。そして今、こうしてここに」

　彼はそこにいた。四歳になり、太陽が降り注ぐ道に出て、健康で幸せそうで、少しくたびれた様子だったが、他の四歳児と同じように動いている。確かに奇跡だ。

　エドウィンにどんな未来が待っているか私には分からない。骨髄がおとなしくしているか、エドウィンの体が拒否反応を起こすか（または骨髄が彼を拒否するか。移植片対宿主《いしょくへんたいしゅくしゅ》反応として知られる合併症だ）。しかし少なくとも今は、彼の骨髄を操作することで、医師たちは彼の遺伝子疾患を「治療」した。母親の細胞を彼の変異した細胞と置き換えることによって（エドウィンの細胞で欠損している酵素については、健康に見える彼女も間違いなく保因者なので正常な量の半分しか作られない）。私が臨床遺伝専門医としての仕事を始めた時、このような結末は夢でしかなかった。しかし、今では日常的に起こっている。なんと素晴らしい時代に仕事ができていることかと思う。

第十五章　二つの奇跡、一年後

十一月のある金曜日の昼近く、私はガーウッド小児療育病院の入院病棟へと続く入り口を歩いていた。その時、時速六十キロ以上にも思えるスピードで、目標に向かって接近してくる巡航《じゅんこう》ミサイルのように、小さな赤い三輪車が私に向かって走ってきた。三輪車のハンドルを握ってペダルをこいでいるのは、私の患者、クラレンス・アギーレだった。一緒に走っていた、クラレンスの理学療法士であるバーバラが、止まるようにと指示した。

「クラレンス、マリオン先生をはねたらいやでしょ？」

彼女の言葉に従って、クラレンスは私の足先五、六センチ手前でミサイルを停止させた。明らかに誇らしげに、クラレンスはニッと歯を見せて子鬼のように笑った（前歯が二本抜けているため、特徴的な笑顔だった）。あと数カ月で三歳を迎えるこのちびっこは、三輪車の座席にシートベルトで固定されていた。足はペダルにマジックテープで留められ、手もハンドルにベルトで固定されていた。その姿を見て私も笑顔になった。これは、驚くべき双子のアギーレ兄弟が

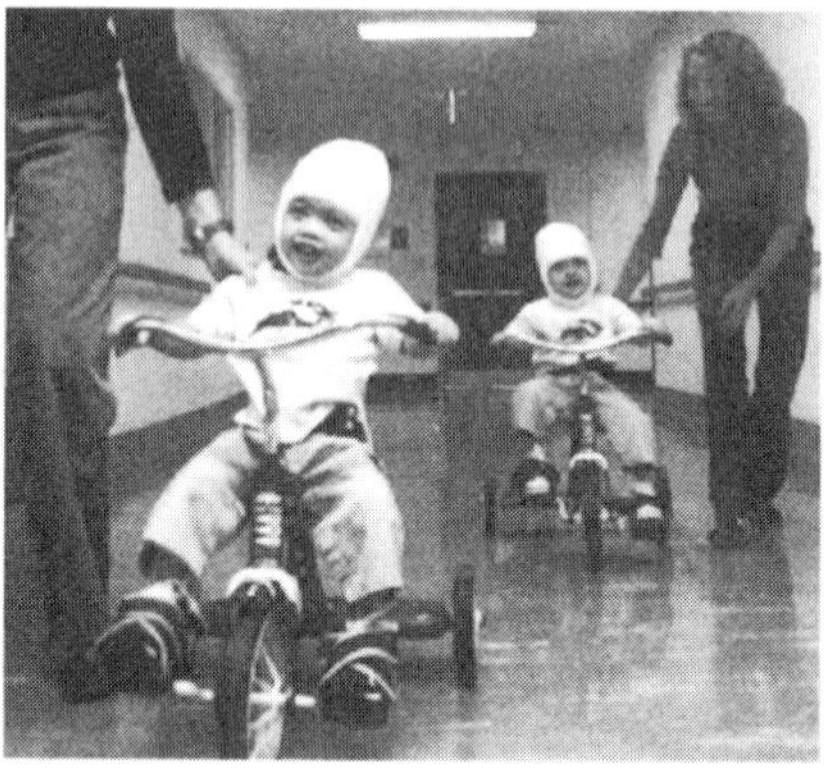

2004年11月　三輪車に乗るクラレンスとカール

成し遂げ続けている数々の奇跡の中の、最新の出来事である。

この兄弟について語るに際して、《奇跡》という言葉が頻繁に使われる。二〇〇二年四月十九日、フィリピンのマニラで母親のアーリーンの初めての子どもとして、カールとクラレンスは帝王切開で誕生した。マニラの大企業の医務室で看護師として働いていたアーリーンが妊娠三カ月の定期検診で受けた超音波検査で、胎児が頭蓋結合双生児《とうがいけつごうそうせいじ》であることが分かった。胎児は男の双子で、それぞれ順調に成長していたが、一つだけそうではない部分があった。一千万分の一の偶然により、遺伝的に同一の胚《はい》が、一卵性双生児の発生過程において頭蓋骨の頭頂部で分離できなかったのだ。

比較的小さな胚の不具合であったが、この双子が子宮から出たあとの生活には多大な影響を与えるものだった。アーリーンと医師たち、そして家族にもすぐに理解できたとおり、この二人の男の子は健康に生まれたが、あるがままには生きて行くことができない状態だったためだ。頭と頭が結合していては、カールとクラレンスは決して座ることも、立つことも、歩くこともできない。何らかの手を加えない限り、二人は仰向けか横向きに寝たまま生涯を過ごすことになるはずだった。アーリーンははじめから、二人が分離されなければ、誤嚥性肺炎《ごえんせいはいえん》か、ミルクが飲めないことによるか、あるいはその両方で死亡するだろうと理解していた。

しかし、どうすれば分離できるのだろうか。二〇〇二年には、頭蓋結合双生児で分離手術が成功した例はなかった。手術が実施できたとして、そのようにリスクが高く実績もない手術をすすんでおこなう神経外科医をアーリーンはどのようにして見つければ良いのか？　彼女は息子たちを出産した後、看護師の仕事を失い、地方にあるネグロス島の実家に戻っていた。たとえ外科医を見つけられたとしても、お金がないシングルマザーの彼女がどのようにして手術費用を支払えるのか？　どうしようもない状況に思えた。

しかし、時に粘り強さと大変な努力と強い意志により、不可能が可能になることがある。アーリーンは努力を続けた。息子たちの小児科医と地元のソーシャルワーカーの支援とインターネットを利用して、助けてくれるかもしれない誰かとつなげてくれる可能性のあるあらゆる手がかりを求めた。そして、国際的な子ども救済機関、関心を示してくれた民間団体や単なる幸運といった数々の信じがたいつながりを通して、カールとクラレンスの窮状《きゅうじょう》は子ども病院の小児神経外科医長であるジェームズ・グッドリッチ医師の知るところとなった。グッドリッチ医師は二十年以上の素晴らしい職歴と、頭蓋と顔面の複雑な先天奇形を修復した非常に多くの経験を持っていたが、結合双生児の手術をおこなったことはなかった。しかし、複数の写真と、この手術の準備としてマニラで実施されたCTスキャンとMRI（二人は頭蓋骨、髄膜《ずいまく》〔脳を包む膜〕、一箇所絡《から》み合った動脈と静脈を共有しているが、脳は完全に別々であることが示されていた）を検討し、子ども病院と世界中の同僚や仲間の医師と多くの話し合いを重ねた末に、グッドリッチ医師は双子のアギーレ兄弟を救える可能性があると結論づけた。

医学文献にはグッドリッチ医師の結論を支持する報告はなかった。当時、頭蓋結合双生児の分離が実施されたすべての症例で、手術中か手術直後に双子の一方または両方が死亡するか、重度の脳障害を残していた。しかしグッドリッチ医師が手術の成功に楽観的だったのは、これらの失敗につながった手術計画の不備を明らかにできると考えたからだ。過去に実施された頭蓋結合双生児の分離手術はすべて、長時間に及ぶ手術を一回だけおこなうもので、七十時間あるいはそれ以上継続して実施されていた。グッドリッチ医師は、この方法では三つの問題があると考えた。一つ目は、そのような長時間の麻酔による患者の循環器系《じゅんかんきけい》への負担は計り知れず、手術に耐えられない。二つ目は、長時間の手術では外科医が複数のチームを組む必要があるが、チームによる手術では「鎖《くさり》の強度はその一番弱いつなぎ目で決まる」ということわざが実によく当てはまる。三つ目は最も重要な点だが、長時間に及ぶ手術では、共有している血管を分離することで問題が発生し、手術が終わる頃に困難な状況に陥《おちい》ることが繰り返されていた。基本的に、双子が共有している血管が分離されると、双子の脳で共有されていた分の血液が流れ込んで残りの血管が拡大する。最終的に、手術を始めた時には小さく重要でなかった静脈や動脈に、手術が終わる頃には血液が激しく流れ込むのだと考えられている。このため、大量の失血なしに最終的な分離をおこなうことはほとんど不可能となり、結果的に、二つの脳は酸素欠乏状態となる。

グッドリッチ医師は、この欠点を発見しただけでなく解決方法も見つけたと考えていた。彼の計画は、複雑な頭蓋顔面奇形を修復した何百もの手術経験に基づいていた。A・C・シェリダンのような患者の手術をおこなう中で、グッドリッチ医師は一度にすべての修復を済ませてしまう必要はないことを学んでいた。実際に多くの場合では、一期的手術（一度の手術で済ませること）は禁忌《きんき》（おこなってはいけないこと）とされた。修復手術は複数の段階に分けて実施し、子どもの基本病態に対応するよう個別に計画される。頭蓋顔面奇形の修復で段階的手術が有効であることが確かなら、それが結合双生児の分離に適用できないことがあるだろうか？

グッドリッチ医師の計画は、カールとクラレンスを四、五回の短い手術の段階に分けて、共有されている頭蓋骨、髄膜、血管を各手術で少しずつ分離するというものだった。各手術の間の時間で、二人は結合したままの生活を続けながら前の手術から回復し、次の手術を受けるための体力を養う。そして何よりも、側副血行路《そくふくけっこうろ》と呼ばれる血管が新生することで血管はゆっくりとした分離に適応することができるため、長時間の分離手術をおこなう外科医たちが終盤に直面する合併症を回避することができる。グッドリッチ医師の相談を受けた私たちは、その計画は非常に理にかなっていると思った。双子の兄弟はそのままでは長く生きることはできないとの見解が全員一致したことも考えると、手術を試みる価値はあり、彼らが生き残るためにはそれしかないと思われた。そこで、グッドリッチ医師は子ども病院とガーウッド小児療育病院の管理職に、発生する費用をすべて負担するよう説得を始めた。ガーウッド小児療育病院はウエストチェスター郡にある子ども専門のリハビリテーション病院で、グッドリッチ医師は手術と手術の間はそこで子どもたちを回復させようと考えていた。彼は売り込み上手で、すぐに目的を叶えた。任意の寄付で運営される巨大な病院であり、我々の子ども病院も運営するモンテフィオー医療センターが手術費用と医療費を負担し、ガーウッド小児療育病院がカールとクラレンスと母親のアーリーンの本拠地として分離前と分離後に彼らが生活し、リハビリを受ける場所となった。

そして、二〇〇三年九月十日、何カ月もの念入りな計画の末、アーリーンが十七カ月になっていたカールとクラレンスとともにニューヨークのケネディー国際空港に到着した。飛行機から降り、ガーウッド小児療育病院に搬送《はんそう》されると、彼らはすぐに落ち着いた。

私がアギーレ親子に会ったのは、この時が初めてだった。私はガーウッドの臨床遺伝専門医として、また子ども病院の遺伝部長として、双子たちに今後数カ月間必要となる継続的医療を提供し、調整する役割を担っていた。到着前の数週間、彼らの多くの写真を見ていたが、二人を目の当たりにした時は自分の眼が信じられなかった。写真でみることと、動いたり遊んだり、母親やスタッフと交流しているまったく正常な（一点を除いてすべてが完全な姿である）二人の幼児の頭がつながっている様子を見ることは、まったく別ものだ。実際に彼らを見て私の口はぽかんとあき、膝の力が少し抜けた。しかし目の前の様子に慣れるとすぐに、カールとクラレンスが大変

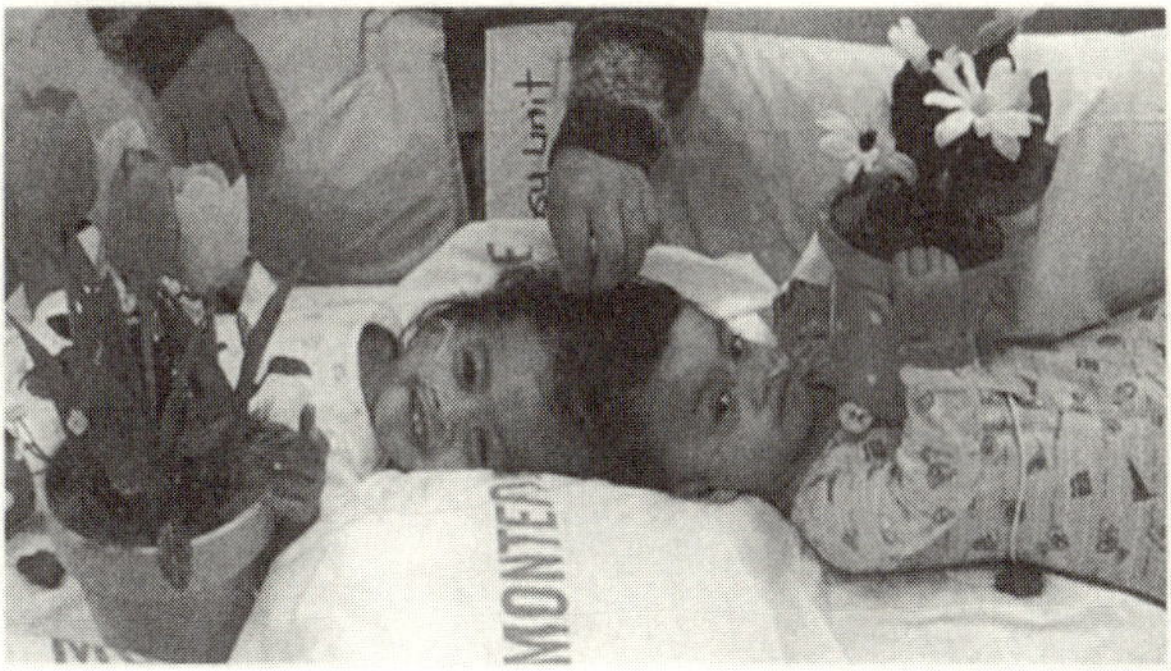

ニューヨークに到着直後のクラレンス（左）とカール

重症な小さな男の子たちであることを理解した。

彼らはひどい栄養不良だった。十七カ月だが、通常の双子の体重の半分以下だった。十七カ月の子どもは座ることも立つことも、前にも後ろにも歩くことができるはずだが、カールとクラレンスの姿勢では、それらは一切不可能だった。さらに、彼らには他にも多くの医学上の問題があった。最初の検査で、小柄な方のクラレンスの血圧が最高二二〇／最低一五〇と、その年齢の子どもにとって（実際には、どんな年齢の人間にとっても）危険な高い値であることが分かった。大柄でおとなしい方のカールの血圧は正常範囲の低目の値だった。また、姿勢の影響で二人は十七カ月間寝たままの体勢で食事をして生活していたため、口の中に少量のミルクが常に残っており、そのせいで二人にはいくつもの虫歯があった。これにより頭蓋手術後に危険な感染症にかかりやすくなる可能性があった。分離手術を試みる前に、まず二人を太らせて、クラレンスの高血圧を管理し、虫歯を治療する必要があった。

他にも早い段階からはっきりしていることがあった。双子たちは昼と夜ほどに性格が異なっていた。クラレンスは社交的で人懐《ひとなつ》っこく常に幸せそうで、にっこり笑うと部屋が明るくなった。カールはもの静かで思慮深く、慎重で部外者に笑顔を見せなかった。初期の医学的検討を一緒におこない、後にチーム・アギーレとして知られることになる専門家たちは皆、まったく同じ環境で育てられ、遺伝学的に同一である（二人の皮膚の細胞を用いてＤＮＡ検査を実施した）幼児の性格がどうしてこうも異なるのか不思議に思っていた（ありがたいことに、二人は同じテレビ番組を楽しみ、ニューヨークに来て数時間後には、『ザ・ウィグルス』という子ども向け番組が大好きになった。その番組を見ている間は、二人とも催眠術にかけられているかのようだった）。

カールとクラレンスについては、他にも理解できないことがあった。彼らの運動発達が遅れている理由は説明できるが、二人が結合していることは知的発達に影響しなかったはずだ。しかしニューヨークに到着した時、どちらも一言も話せなかった。なぜ話せないのか？　脳に何らかの問題があり、知的機能の発達を妨げているのか？

そして、クラレンスの血圧を高くしている原因は何か？　結合が原因か？（クラレンスに降圧薬を用いた治療を開始した後、我々はさらに悩むことになった。彼らが血流を共有していることは分かっているにもかかわらず、降圧剤によりクラレンスの血圧を制御できるようになった一方で、降圧剤の影響により下げられるはずのカールの血圧には何の影響も出なかった）これらの質問への答えは分離手術には関係ないが、チームのメンバーたちは答えを知りたいと思っていた。

二人の到着後、我々は彼らそれぞれの健康上の問題を解決していった。経鼻胃《けいびい》チューブを通して持続的に二人の胃に高カロリーミルクを注入した。高血圧の原因を探る検査では異常がないことが確認された後、クラレンスの投薬治療が開始された。手術が可能な範囲に血圧を下げるためには四種類もの薬を使った。最後に、最初の手術の後に起こり得る感染症を回避するために、二人は歯科医の診察を受け、虫歯だらけの乳歯を抜いてもらった。

医学上の問題を解決しながら、グッドリッチ医師と外科チームは二人をどのように分離するかの計画を練った。すでに分かっていた（子ども病院の頭部ＭＲＩでも確認した）ことは、頭皮、頭蓋骨、髄膜だけではなく、二人は、脳からの血液を心臓に還流《かんりゅう》する静脈と脳に血液を供給する動脈の絡みも共有していた。磁気共鳴血管画像（ＭＲＡ）上、これらの血管はクラレンスに「属して」おり（つまり、彼の循環器系から発生した）、事実上、彼がカールの脳に供給される血液を排出する役割を担っていた。後に我々は、クラレンスはカールの脳循環にも血液を送り込んでおり、これがクラレンスの高血圧の原因だったと分かった（カールの脳にも血液を送り届けるため、より高い圧力を生み出す必要があった）。これはまた、クラレンスの体が小さい原因（ふたり分の血液を送り込むポンプ作業により、カール以上のカロリーを消費していた）でもあり、カールがのんびりした性格である理由（脳に送られる血液が比較的少なかった）も説明できた。

外科医たちに課せられた課題は、カールの脳の血液を彼の心臓に還流する経路を保ちながら、結合した血管をどのように分離するかということだった。すでに述べたとおり、グッドリッチ医師のこの問題に対する解決法は、短い手術を複数回おこなうというものだ。それぞれの手術の間、グッドリッチ医師と彼の相棒を務めるデヴィッド・スタッフェンバーグ医師（子ども病院の頭蓋顔面形成外科部長）は、結合した頭蓋骨をすこしずつ除去し、その下にある結合した血管を分離する。その部位の血管を分離したのち頭蓋骨を閉じ、子どもたちをガーウッドに戻す。そこで手術から回復させ、理学療法、作業療法、言語療法を続け、引き続き体重を増やして次の手術に備える。グッドリッチ医師は、その方法によりカールに複数の側副血行路（血管が詰まった場合などに新たにできる血流経路）が「強制的に」発生し、その血管が最終的に彼自身の脳の血液還流システムを構築することになればと願っていた。外科医たちは、最後の分離手術までに少なくとも四回の手術が必要だろうと考えていた。

最初の手術は、双子がニューヨークに到着して一カ月少しが過ぎた二〇〇三年十月十三日に実施された。二人はガーウッドから子ども病院の手術室に搬送され、特注の手術台に寝かせられた。それから、外科医たちによる手術が始まった。宇宙飛行士が月面での第一歩を踏み出すように、グッドリッチ医師とスタッフェンバーグ医師は双子をつなぐ前頭部の頭蓋骨の一部を取り除き、恐る恐るその場所を探り始めた。画像検査で予測されていたとおり、二人の脳は別々で形も何ら問題はないようだった。その部分には、結合した血管はほとんどなかった。共有の静脈が見つかった場合には、グッドリッチ医師は抱合糸でそれを結んで待った。周りの血管が拡大せず血管床《しょう》もすべて落ち着いていれば、彼は結び目をもう一つ作り、二つの結び目の間を裁《た》ち切った。最初の手術にかかった時間は二時間少しで、問題なく進んだ。外科医も麻酔専門医も、何ら問題にぶつかることも、子どもたちの安全性について不安を持つこともなかった。

手術の終了後、双子は我々の子ども病院――正式名はモンテフィオー子ども病院――の最上階（十階）にある集中治療室に移され、そこで急速に回復した。二十四時間以内には本来の手術前の状態に戻った。術後三日目に、彼らの治療に当たる医療者全員が術後合併症は起きていないと判断し、二人は救急車でガーウッドに戻された。突破口が開かれた。この結果により、チーム・アギーレは歴史を築き上げ、そして何より、双子を普通の生活へとつなげるきっかけを提供しつつあるのだと楽観視していた。

ガーウッドに戻ってもカールとクラレンスは引き続き順調だった。傷も治り、体重も増え、発達も進んでいた。一カ月もしないうちに、我々は彼らが二回目の手術を受けるのに十分な状態にまで回復したと感じた。

そこで、十一月二十三日、再び二人は子ども病院の手術室に搬送された。この二回目の手術では、前回の前頭部の切断部はさらに横に広げられて、頭蓋骨の約三分の一が分離された。四時間を費やしたこの手術でも、合併症は一切現れなかった。再びカールとクラレンスは三日以内にガーウッドに戻った。二月二十日、彼らは三度目の分離手術のため子ども病院に戻ってきた。手術は五時間近くかかり、頭蓋骨の分離は前頭部から側方に後頭部に向けて進められた。この三回目の手術で、外科医たちはネジとワイヤーで固定されている頭蓋骨の九〇%は分離されたと推定した。頭蓋骨と髄膜のほとんどが分離された状態となったが、グッドリッチ医師とスタッフェンバーグ医師は、分離の最終段階が最も難しいと理解していた。共有されている頭蓋骨の後頭部——まだ分離されていない残りの部分——では、大きな網目状になった血管が共有されている。これらすべての血管を無事に分離するには、骨の折れる手術を何時間もおこなうことになるだろう。

しかし一方で、子どもたちは元気に育ち続けていた。ガーウッドでは、骨ばかりだった彼らも何とか肉付きが良くなってきていた。驚いたことに、手術を重ねる毎にクラレンスの高血圧は管理しやすくなっていた。血管を分離すればするほど、彼の高血圧を正常範囲に管理するために要する薬の量が少なくなっていく。また、療法士たちのおかげで、体幹と手や脚の筋肉が強くなってきていた。彼らは健康で、幸せそうで、日に日に機敏で活発になっている。二〇〇四年も冬から春に変わり、カールとクラレンスが二歳の誕生日を迎える頃、最後の分離手術の時が近づいていた。

しかし、グッドリッチ医師と彼のチームがその最後の分離手術を実施するにあたっては、わたしたち全員に双子が独立して生きていけることを証明する必要があった。二〇〇四年七月、カール自身の血管系が新生しているかどうかを確認するため、再びＭＲＡ検査が実施された。この検査では、私たちが期待した通りの結果が確認できた。カールの脳の深部の、以前は血管がまったく存在していなかったところに、小さな虫のようなくねった線の絡みが現れていた。グッドリッチ医師の理論は正しかった。小さな側副血行路を用いて、カールは脳循環から血液を静脈に戻す還流システムを「構築」していた。そのＭＲＡの結果は、カールをクラレンスから分離する時が来たと私たちに告げるものだった。

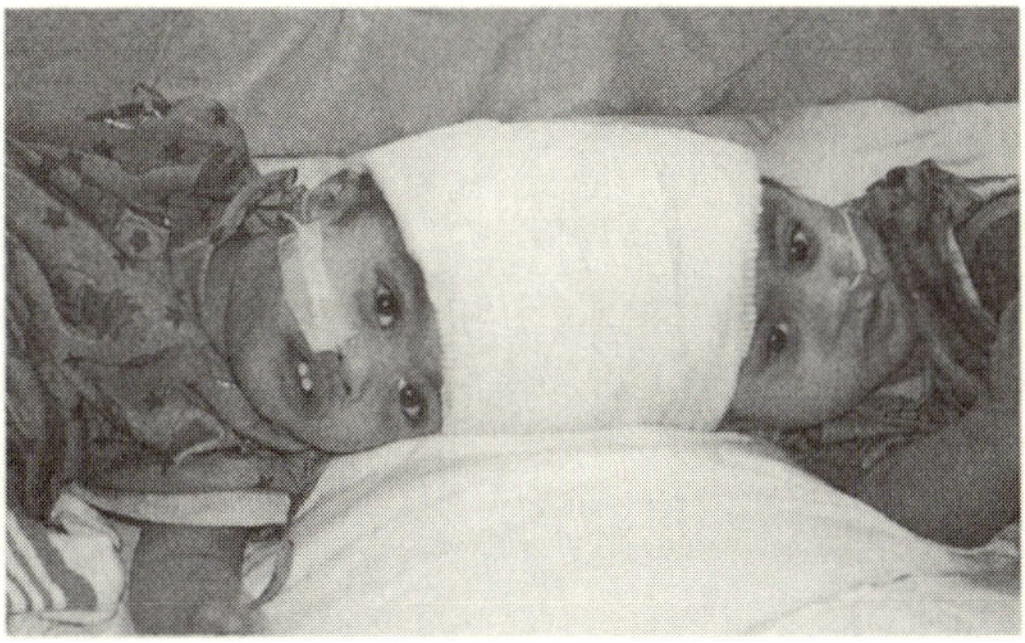

二回目の手術の後、モンテフィオー子ども病院のICUにいる双子たち

　二〇〇四年八月四日早朝、双子はストレッチャーに乗せられた。彼らは前日の夜にガーウッドから子ども病院の十階に移され、すでに挿管されていた（つまり、管が鼻から咽頭《いんとう》と声帯を経由して気管に通されている。この管により、手術中に麻酔科専門医が呼吸を管理することができる）。ストレッチャーがＩＣＵから手術室に運ばれるあいだ、たくさんの人々が歩いてその後ろに従った。そこには何日も眠っていないアーリーンがいた。

ガーウッドから来た人たちもいて、その中には双子のソーシャルワーカーと数名の療法士も含まれていた。私も付き添っていた。これからの長い一日、私はアーリーンとの医療上の連絡係を務めることになっていた。外科チームと連絡を取り、手術室で何がおこなわれているのか、彼女が理解できる言葉で伝える通訳の役割だ。

我々のグループが小児外来棟の一室に落ち着いた頃、双子はストレッチャーから彼らのために改造された特製の手術台に移され、決められた場所に頭部が乗るように寝かされた。これにより、まさにその瞬間に手術台を旋回《せんかい》させて二つに分けることが出来る。二人を手術台に寝かせると、麻酔チームと外科医たちは最終の準備に入った。

待合室の私たちにとって、時間の経過は耐え難いほど遅く、緊張は激しかった。私たちは数メートル先で起こっていることからアーリーンの気持ちをそらせようとしたが、それは無理なことだった。数時間が過ぎ、手術室からの知らせが欲しくてたまらなかったが、外科医たちは非常に忙しく、報告はめったに届かなかった。

その一方で、子ども病院のロビーには世界中からテレビやラジオ、新聞などの記者が何十人も集まり、待ち構えていた。この時までに、フィリピンからやって来た結合双生児の話は大きなニュースになっていて、双子の経過はＮＢＣ放送ニュース番組『デイトライン』を始め、新聞などで何カ月も報道されていた。

午前九時、すべての支度が整い、スタッフェンバーグ医師が最初の切開をおこなった。直ちにグッドリッチ医師が、共有している頭蓋骨の後頭部まで苦心しながら進め、双子をつないでいる残りの血管を見つけ、細心の注意を払って分離した。綿密さと慎重さと大変な努力を必要とし、非常に時間がかかる作業だった。

午後四時半、大きなハードルを越えた。状況を検討した結果、外科チームは双子の状態は安定しており、最終的な分離手術をおこなえると判断した。それまでの段階で、引き返し、手術を終了する機会は常にあったが、それはカールとクラレンスの命を守る一方で、結合したままで生き続けなければならないことを意味する決断だった。しかし先に進む決定がなされた今、もう引き返すことはできない。すでに分離されている部分が多く、もう止めることはできない。グッドリッチ医師がアーリーンに計画を伝えるため、手術室から出てきた。ついにその時が来たと分かり、待合室の不安はさらに高まっていった。

グッドリッチ医師がわたしたちと話している間、病院の広報部門が、外科医たちが最後の分離手術に入ると報道発表をおこなった。子ども病院のロビーで外科チームからの情報を待ち続けていた記者たちは、直ちにこのニュースを世界中に配信した。

手術室では予定通り外科医たちが手術を進めていた。もちろんだが流れはゆっくりで、確実に、不安は耐えられないほどの大きさになっていた。しかし肝心なことは、カールとクラレンスがこの嵐を合併症なしに切り抜けることだった。状況は良い方向に進んでいた。

しかし、午後七時頃、外科医たちは唐突に、誰も予期していなかった問題に直面した。

結合した絡まり合う血管の分離を進めていた時、グッドリッチ医師は大脳《だいのう》皮質《ひしつ》に別々になっていない部分を見つけた。あらゆる準備と、数々のCTスキャン、MRI、MRAをおこなったにもかかわらず、この瞬間に至ってしまった。誰もが別々に分かれていると考えていた脳が、実は結合していたのだ。グッドリッチ医師はパニックを起こすタイプではないが、アギーレ兄弟がニューヨークに到着して以来初めて、どう進めていいか分からなくなった。結合した部分を切ることで、一方または両方に重大な結果をもたらす可能性がある。カールまたはクラレンス（あるいは両方）の脳の傷は、それを外科医がメスで計画的につけたものであっても、痙攣《けいれん》発作《ほっさ》や認知機能障害、運動機能障害、出血、あるいは死を招く可能性があるのだ。グッドリッチ医師は決断を迫られた。分離は実現できないと認めてここで手術を止め、頭蓋骨を再びつなぎ合わせるべきか？　大部分がすでに分離された今でも、それは選択肢の一つなのか？　彼は迷っていた。いくつか考える必要があった。

手術は中断された。グッドリッチ医師は神経放射線科の医師たちを呼び、双子が誕生して以降に撮影されたすべての画像をもう一度検討し直した。彼らは画像を一枚一枚確認したが、どれを見ても、大脳皮質の結合を確認できるものはなかった。しかし信じられないことに二つの脳が〇・五センチの突起で結合した状態で、双子は手術室にいるのだ！

二時間近く検討を重ね、引き返すにはすでに進み過ぎていると理解して、グッドリッチ医師は分離を進める決断をした。彼は共有部分のわずかなくぼみに沿って、結合した部分を分離していくことにした。彼の目には、そのくぼみが自然な離開面《りかいめん》のように見えた。決断が下された後、手術は進められた。

待合室では、私たちは誰も手術室で繰り広げられていた危機的状況を知る由もなかった。この情報が外科医から私たちに伝えられたのは、手術が終わった後だった。グッドリッチ医師もスタッフェンバーグ医師も、その知らせがアーリーンにとってどういう意味を持つのか理解していたからだ。

続行が決まり手術が再開されると、外科医たちは迅速に作業を進めた。あと数分で午後十一時になるという時、チームは手術目標の最初の段階を完了した。二つの脳を結ぶすべての血管の分離が無事に完了し、ついにカールをクラレンスから分離する時がやってきた。

グッドリッチ医師の合図を受けて、手術台が回転して離れた。

生まれて初めて、二人の男の子は別々の手術台におよそ三十センチ離れて寝かされた。

現場では、手術チームが歓声を上げた。

数分後、疲労と興奮が入り混じった気持ちで、スタッフェンバーグ医師は手術室を出て待合室にやって来た。彼の登場に、アーリーンと私たちは全員、息を飲んだ。

「アーリーン」

と、スタッフェンバーグ医師が、何カ月も繰り返し練習してきた言葉を口にした。

「息子さんたちは別々に分かれましたよ！」

それを聞いて、アーリーンは叫び声を上げた。待合室は歓声に包まれた。皆が円陣を組んで抱き合った。しっかりと抱き合い頬にキスをしながら全員が泣いていた。携帯電話とカメラも出されて、アーリーン親子がニューヨークに到着して以来、彼女と親しく関わってきた身近な人たちに、このうれしいニュースが伝えられた。

時を同じくして、待合室のテレビに映る地元のニュース番組が速報を伝えた。

「モンテフィオーレ子ども病院の医師たちが、双子のアギーレ兄弟の分離に成功しました！」

不可能がついに成し遂げられた。

この長時間の手術は、カールとクラレンスが正式に分離したことで終わったわけではなかった。手術室を出るには、二人の脳を髄膜と皮膚で覆う必要があった。外科医は二つのチームに分かれ、グッドリッチ医師が率いるチームがカールを担当し、スタッフェンバーグ医師のチームはクラレンスの頭部を閉じた。元々あった髄膜はクラレンスの側に属していたので、ブタの大網《たいもう》(腹膜)から作られた人工の膜組織を用いてカールの脳を覆った。手術開始から十八時間半後の午前二時半までに、この作業は完了した。二人は手術室スタッフによりストレッチャーに移された。その横には喜びに溢れた外科チームとNBC放送の撮影隊が同伴し、双子は初めて別々の人間として移動することになった。手術室を出て、廊下を進んで両開きの扉を抜けた。扉の外には疲れ切ったアーリーンが立ち、分離した息子たちとの初めての対面を、涙を流しながら待っていた。

彼女は息子たちを見ると、抱きしめてキスをした。彼女の夢が現実になった。二人は分離されたのだ。しかし彼らの道のりは、まだこれからだった。

カールとクラレンスが小児集中治療室（ＩＣＵ）で過ごした期間は三週間に及んだが、手術後の合併症は起こらなかった。麻酔からも元気に目覚め、疲れた様子もなかった。特別な治療や処置は何も必要としなかった。

双子の分離は世界中でトップニュースとして伝えられた。手術後の数日間で、子ども病院に何千通もの電子メールが押し寄せた。ホッとしたアーリーンは、ＩＣＵで息子たちのベッドを覗《のぞ》きこんでいる時以外はほとんどの時間はこれらのメールを読んで過ごし、すべての人に返事をしようと心に誓っていた。

双子に関わった私たちは皆、麻酔による眠りから覚めて、もう結合されていないと分かった瞬間に彼らがどんな反応を見せるのだろうかと考えていた。彼らにとっては驚愕《きょうがく》の啓示的《けいじてき》瞬間であり、分離されたことを認識する瞬間になると想像していた。腕や脚が切断されたことに歩きながら気づいた人のように、驚きや恐怖の反応を見せるのだろうか？　巨大な腫瘍《しゅよう》を切除し、それが良性だと分かった患者のように安心して幸せを感じるのだろうか？　麻酔から目覚めつつある間、目を開けたら何が起きるのかをしっかり見ようと我々は二人を見ていた。

手術の開始から約七十時間後、グッドリッチ医師は二人を目覚めさせてももう大丈夫だと判断し、その瞬間がやってきた。しかし、まったくの期待外れだった！　どちらも何の反応も示さなかった。目を開けると、カールもクラレンスも隣のベッドに横たわる子どもを見たが、それが誰か分からないようだった！　きっとこれはそれほど驚くことではないのだろう。二人はあのように結合していたのだから、その瞬間までお互いをちゃんと見たことがなかったのだ。二人とも、隣のベッドで寝ているのは、ただドサリと寝かされているどこかの子どもに過ぎず、ガーウッドの保育園の友達と同じだった。まあ、所詮《しょせん》こんなものだろう！

八月三十日、双子は子ども病院を後にした。アーリーンが二人を乗せた双子用ベビーカーを押し、横に医師たちが付き添い、子ども病院の正面玄関から外へ出た。そこで声援を送る報道関係者、病院のスタッフたち、そして通行人たちの出迎えを受け、二台の救急車に乗り込んだ。救急車はサイレンを鳴らして出発し、二人はガーウッドへ戻っていった。そこで今後はリハビリを続けるのだ。

子ども病院のＩＣＵから退院したことは、双子の人生において一つの段階が終わり、次の段階が始まったことを意味していた。カールとクラレンスが他の双子たちのようになる努力を始める時期が来ていた。手術がもたらした急速な変化とは反対に、二人のリハビリは長く骨の折れる道程であった。ガーウッドに戻った二人は厳密なリハビリ日程を再開した。しかし彼らの生活は以

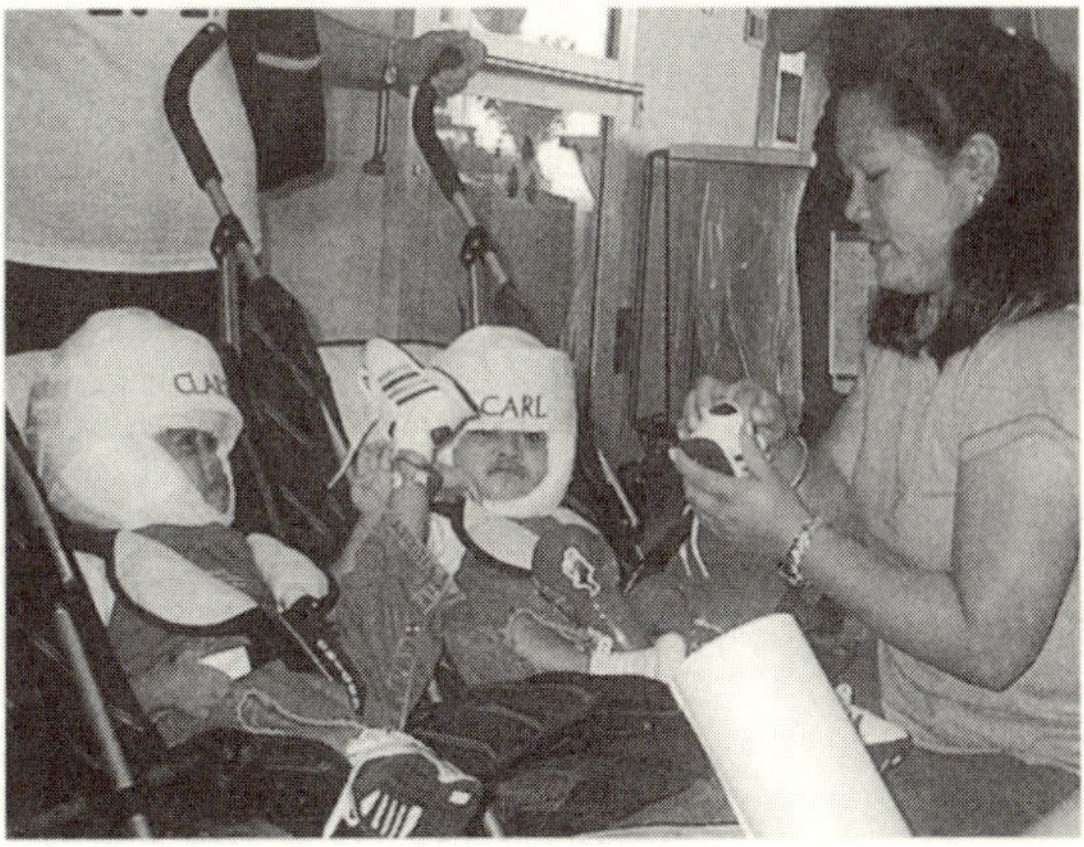

子ども病院から出て行く朝のクラレンスとカール。分離の後、スタッフたちが双子の区別がつかなくなるという我々の心配を受けて、ナディーン・スタッフェンバーグ（デヴィッドの妻）が包帯の前面に名前を書くことを提案した。

前とは違うものになっていた。二人は別々のベッドで眠り、別々のおもちゃで遊び、別々のテレビで違うテレビ番組を見ている。また分離手術は、二人の性格にもある程度の変化をもたらした。特にカールに劇的な変化が訪れた。

分離手術の後、静かでのんびりしたカールが突然、活発で盛んに人と交わるようになった。クラレンスに対抗する笑顔で、かつてクラレンスにのみ注がれていた注目を集めるようになった。

そして、クラレンスの医学上の問題も徐々に消え失せたようだった。分離後、血圧は一切薬を使うことなく正常範囲に維持できるようになった。カールとクラレンスを分離することで、グッドリッチ医師とスタッフェンバーグ医師は明らかに、期せずして高血圧の効果的な治療方法を見つけたのだと、私は誇らしい気持ちで二人に言った。でもただ一つの問題は、この治療をするためには高血圧の結合双生児でないといけないことだね、と言ったのだが、どういうわけか二人とも笑ってくれなかった。

しかし、高血圧の解消だけがクラレンスに起こった変化ではなかった。他にも、彼は食欲が旺盛になり、体重が増え始めた。体重が増えたことで顔が丸くなった。そしてカールが頻繁に笑顔を見せるようになったことで、二人を区別することが難しくなった（分離前は簡単だった）。

これらすべてをどう説明すればいいのだろうか？　振り返ると、グッドリッチ医師の理論は正しかった。クラレンスはカールの心臓の役割も担い、彼の脳循環に血液を送り、自分の心臓に戻していた。分離後、クラレンスは自分の循環系だけに血液を送ればいい状態になり心臓の負担が減ったことで、カールの循環系にも血液を環流させるために高くなっていた血圧が正常に戻った。また、クラレンスは心臓を二倍働かせるために必要としていた余分なカロリー消費が必要なくなったため、基礎代謝率が減少し、カロリー摂取量を特に増やさなくても体重を増やすことができるようになった。更に、クラレンスに血液循環を頼る必要がなくなったカールは、自身の脳によりうまく血液を環流させせられるようになった結果、個性が目覚めた。

手術から数週間で、スタッフェンバーグ医師とグッドリッチ医師は世界的な著名人となった。彼らは全国ネットのニュース番組で特集され、国際会議の講演に招かれた。その成功は明らかだったため、グッドリッチ医師の手術方法は頭蓋結合双生児の分離手術の標準方法として認められるようになった。

二〇〇四年十月十三日、ニューヨーク市のマイケル・R・ブルームバーグ市長は、グッドリッチ医師とスタッフェンバーグ医師がおこなった素晴らしい手術に対して、モンテフィオー子ども病院とチーム全体に特別感謝賞を贈った。また、『ピープル』誌の《二〇〇四年の最高（と最悪）》特集で、その年の大きな出来事の一つとしてアギーレ兄弟の分離手術を取り上げた。

カールとクラレンスは非常に長い時間を仰向けに寝て過ごしていたため、胴体と手と脚の筋肉にほとんど力がついていなかった。座ったり歩いたりできるようになるためには、筋力をつける必要があった。彼らのリハビリ計画は強化された。そして、徐々にではあるが二人は進歩していった。

分離手術から回復し、リハビリを再開して数週間で、二人とも支えなしに座れるようになった。二カ月もしないうちに、短い時間なら立てるようにもなった。二〇〇五年二月下旬、私がガーウッドの二階を歩いていたあの日、二人は三輪車に乗っていた。その年の夏の終わり、二人の最後の手術から一年が経過した頃、ガーウッドのセラピー・ビレッジと呼ばれるリハビリセンターの外で待つ母親に向かって、クラレンスが何も持たずに二、三歩歩いた。双子にとって、自分の脚で歩いたのはその時が初めてだった。

カールとクラレンスのケアへの関わりは、私の医師としての経歴の中で最も満足のいく経験である。素晴らしい双子たち、さらに素晴らしい母親、そして優秀で独創的な人々のチームと共に彼らと関わる中で、医療では事実上どのようなことも可能であると学んだ。困難で見込みがなさそうな状況であっても、大変な努力と忍耐と粘り強さをもってすれば、奇跡は起こり得るのだと。

後記

このストーリーを書いた後、アギーレ兄弟の生活には様々な出来事が起こった。二〇〇七年の早春、彼らが五歳の誕生日を迎える直前に、母親のアーリーンとカールとクラレンスは、二〇〇四年にフィリピンから到着して以来暮らしていたガーウッドを去った。彼らの優秀なソーシャルワーカーであるメレディス・ゴーシンとアギーレ親子の友人たちの世話で、彼らはニューヨーク州スカースデールの、寝室が二部屋ある家に移り住むことができた。アーリーンと息子たちはこの家で初めて、長期療養施設の患者としてではなく家族として生活できることになった。

二〇〇七年の秋、二人は幼稚園に入園した。クラレンスの発達は順調だったが、カールには少し問題があった。右半身が弱く、リハビリを受けていた。また、分離から数日後、カールは痙攣発作を起こした。手術で脳に受けた傷の影響としては珍しいことではなかった。分離後の数カ月間のうちに痙攣発作を起こす回数が多くなったため、神経専門医は抗けいれん薬を用いた治療を開始した。薬によりカールのけいれんは治まったが、薬の副作用があった。彼はクラレンスに比

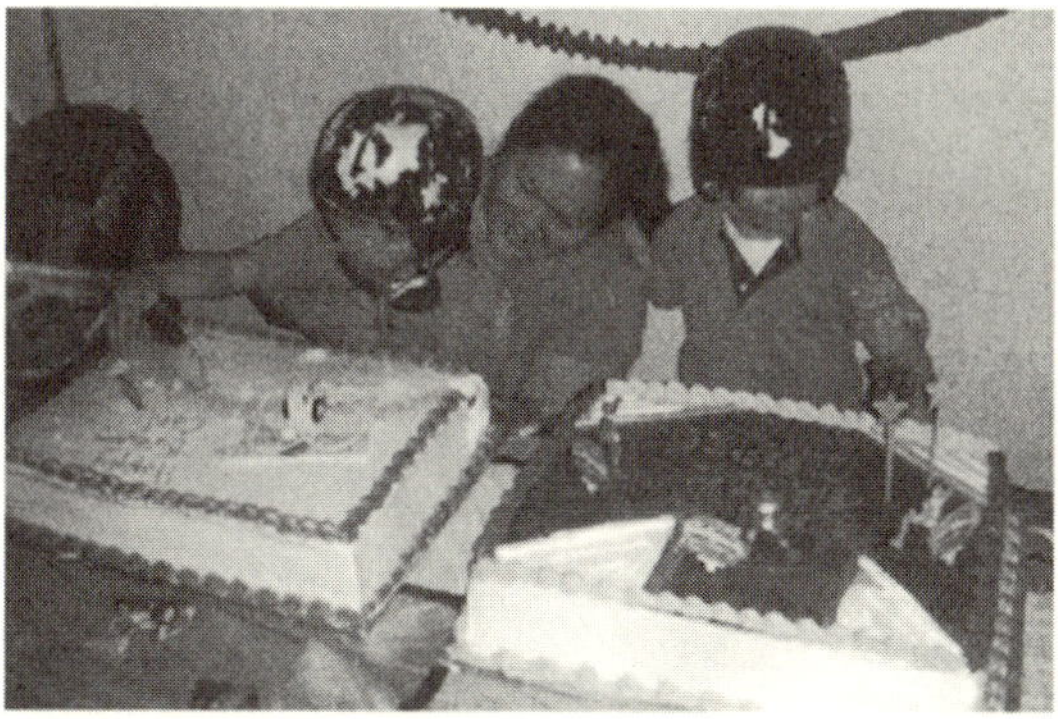

2008年4月20日、6歳の誕生日会にて。左がカール、真ん中がアーリーン、右がクラレンス（ジェームズ・グッドリッチ撮影）

べて明らかに発達が遅く、発達が進むクラレンスに後れを取っていた。

分離手術から長い時間が過ぎたが、双子はどちらも話ができない。このことは、彼らのケアに関わった我々にとって気がかりな点である。すでに述べたとおり、運動能力の獲得に遅れがあることは納得できる。どのみち結合した状態では、座ったり、立ったり、歩いたりできなかった。しかし、これが認知能力の発達を妨げたわけではないはずだ。

言葉が出ないことの説明として、私はグッドリッチ医師が手術中に発見した、二人の脳が完全に分かれていたわけではなかった事実を何度も考えている。彼らが結合していた時、つながった脳の部分を通して神経細胞のインパルス（電気信号）が伝導することでお互いに交信し、言葉を使うことなく静かに「会話」していた可能性はないだろうか？　これが、手術の前も、最後の手術から数カ月が経過しても、二人が一言も言葉を口にしない理由にならないだろうか？

残念ながら、二人の脳に共有されている部分があることは、この可能性を調べることができるようになるまでには分からなかったため、我々はこれらの質問の答えを知ることはできない。（もちろんだが、もしも事前に二人が大脳皮質の一部を共有していると分かっていたら、そもそもグッドリッチ医師はアギーレ兄弟の分離手術を実施しなかった可能性がある！）

双子の道のりはまだまだ長い。二人の六歳の誕生日パーティーの様子を写した前ページの写真からも分かるように、彼らは脳を外傷から守るため、まだヘルメットをかぶっている。分離の時、十分な骨がなかったため、カールにもクラレンスにも完全な頭蓋骨を作ることができなかった。画像検査では、二人とも新たな骨を作っていることが確認されたが、最終的には彼らの体の別の部位から取った骨（例えば骨盤や肋骨《ろっこつ》）や人工骨（ハイドロキシアパタイトと呼ばれる棒状の結晶を持つ物質から作られる）を用いて、頭蓋骨を再建する手術が必要になるだろう。私はアーリーンと、将来について色々と話をしている。息子たちが分離されて以降、彼女は多くの問題に直面してきたが、これまでに起こったこと、自身がおこなった決定について、何ら後悔していない。

「グッドリッチ医師は息子たちの命を救ってくださいました。最初から、私の望みはただ一つ、二人の別々に分かれた息子が欲しいのだと先生にお伝えしていました。先生は私のために、それを叶えてくださいました。息子たちは奇跡です。奇跡の二人なのです」

第十六章　三枚の写真

「親愛なるマリオン先生」

その電子メールは、このように始まっていた。

「写真の質が悪くて申し訳ありません。携帯電話のカメラで撮影したものですから。でも、ご覧いただいたら、なぜ私が先生に送らせていただいたのかお分かりいただけることと思います」

このメールには写真が三枚添付されており、差出人はマルシア・Gだ。彼女は現在七歳のアリーナの母親で、私はこの五年間、アリーナの経過観察を続けている。ボタンをクリックして一つ目の添付ファイルを開き、遅いコンピュータの画面に写真が映し出されるのを待ちながら、私はアリーナと彼女の両親に初めて会った日のことを思い返していた。


それは二〇〇二年の十二月半ばだった。アリーナの小児科主治医からの紹介だったが、実際に受診を勧めたのは彼女の循環器専門医だった。それまでの六週間に、この循環器専門医だけでなく、内分泌科専門医と耳鼻咽喉科《じびいんこうか》専門医にも、それぞれの専門領域に関わる問題について詳細な診察を受けていた。耳鼻咽喉科専門医は言語の遅れと慢性的な耳の感染症と軽度の難聴のため診察をおこない、循環器専門医は小児科専門医に心雑音の評価を頼まれ、内分泌科専門医は極度の低身長であることの説明と治療法の検討のため呼ばれた。各専門医はそれぞれの問題を診断し、治療しようとした。しかしその上、循環器専門医が心エコー検査をおこなったところ、僧帽弁《そうぼうべん》と大動脈弁の狭窄《きょうさく》が心雑音の原因だと分かった。循環器専門医は、はっきり何かとは言えないが、この問題を起こす原因が他に何かあるのではないかと感じ、小児科医に評価を依頼した。そして彼は、臨床遺伝専門医の診察を受けた方が良いと提案した。こうしてマルシアは私の名前を教えられ、電話して予約を取るように言われたのだった。

循環器専門医は正しかった。アリーナには明らかに問題があった。彼女が母親と一緒に待合から私の診察室に歩いてくる間、彼女のやや特徴のある顔、厚めで強ばった手、前かがみの姿勢を見て、私はその何かが分かった。彼女が部屋に到着するのを待たずして、私はアリーナの病気はほぼ間違いなく、トミー・スウィーニーやエリン・ウッドと同じくムコ多糖症だと思った。トミーの場合と同様に、この情報を得ることで、この小さな少女の将来がどうなるのか私にはおおよその予想がつく。そのため、私は彼らと一緒に歩きながら、両親に説明する言葉を頭の中でまとめていた。これからの一時間で彼らに私が伝えることになる恐ろしい情報は、間違いなく彼らの人生を永久に変えてしまうものだった。

両親と娘が診察室の椅子に座るのを待って、これまでに関する話を聞き始めた。アリーナの話は特殊で印象的で、この悲劇をさらに悲しいものにしていた。アリーナはシベリアで誕生し、十七カ月まで本当の両親と暮らしていたが、理由は分からないが両親に捨てられ、施設に引き取られた。彼女は巨大で寒々とした施設の開放病棟のベビーベッドで生活する約五十人の親のない子どもたちの一人となった。いったんその場所に入ってしまえば、おそらく彼女は子ども時代の大半をそこで過ごし、自立できる年齢に達するまでそこから出ることはできない可能性があった。

しかしその時、アリーナが出合うことになるいくつもの奇跡のうち、最初の奇跡が訪れた。児童養護施設に入って数カ月が過ぎた頃、何千キロも離れた土地で、マルシアと夫のアレックスは世界中の児童養護施設からの養子縁組が可能な子どもたちのビデオを見始めていた。彼らには子どもがなかった。自分たちの子どもを作ろうと何年も努力を重ねたが、マルシアが妊娠することは一度もなかった。いくら検査をおこなっても、子どもができない理由は分からない。数々の新しく革新的な治療でも問題解決ができない。最終的に、夫婦は諦《あきら》め、決して妊娠することはないという事実を受け入れた。そして、養子縁組が唯一の選択肢であるという結論に至った。

二人がロシア、中国、エクアドル、その他の国の施設が製作したビデオを見ているうち、マルシアはアリーナを見つけた。一目ぼれだった。マルシアは彼女から目が離せなくなった。なぜマルシアがそうなってしまったのか、私もそのビデオを見るとよく分かる。金色のパーティー用ドレスを着て、長い金髪を流れるように背中に垂らした姿は、間違いなくその施設の華だった。快活で社交的で、次々と他の子どもたちと交流し、おもちゃで遊んだり、円を描くように走り回ったりしていた。どんな時も彼女は注目の的で、誰もが自然に目を留めてしまうような子どもだった。それは彼女の笑顔のせいで、まぶしい笑顔で部屋を明るくする。そのビデオを一度見ただけで、マルシアはとりこになった。そして、準備が整い次第シベリアへ行き、児童養護施設を訪れて面会して、私のあの子を家へ連れて帰ろう、と心に決めた。

あのビデオを何度か見ていると、アリーナについて別の二つの事実に強い印象を受ける。まず、アリーナとマルシアは、髪の色、肌の色、体格（二人とも小柄）、体型がよく似ている。この類似性は養母が養女に引き寄せられた理由の一つであることは間違いない。アリーナはまるでマルシアの血のつながった娘のように見えた。

もう一つビデオから明らかなのは、生後十七カ月ですでに、アリーナにはムコ多糖症の身体的な徴候が現れていることだ。その徴候はわずかではあるが、顔にも、厚みのある手にも、この疾患の初期の特徴が現れていた。ビデオを見ながら、アリーナの実の両親が、それまでに生まれた何人かの子どもに現れていた常染色体劣性遺伝病の特徴や症状に気づいていた可能性はないだろうかと考えた。恐らく彼らは初期の徴候を見てアリーナが病気にかかっていると気づき、避けることができない結果が待つ恐ろしい将来を経験するよりも、この美しい幼児を児童養護施設に渡すことを選択したのだろう。そして、その施設にいた彼女をマルシアとアレックスが見つけたのだ。

マルシアとアレックスは、ビデオを見てすぐにアリーナを養子に迎える手続きを開始した。書類を記入し、国際養子縁組を専門とする複数の弁護士と小児科医に相談し、関わった全員に高額な費用を支払った。最終的にすべての準備が整い、二人はシベリアへ行き、そこでついにその幼い少女と対面した。

少女は期待を裏切らなかった。四週間とかからずに、夫婦は新しい娘を連れてウエストチェスター郡に戻った。飛行機がケネディー国際空港に到着したのはアリーナが間もなく二歳を迎えようとする時期だったが、すぐに彼女は新しい贅沢な暮らしに慣れた。カルチャーショックとはこのことだろう！　児童養護施設の病棟で、ほとんど個人的な接触もなく、プライバシーもなく、自分の物だと言える所有物もほとんどない数カ月を過ごした後で、今は彼女は家庭で暮らし、自分の部屋と、自分のベッドと、想像したり望んだりしたすべてのおもちゃやゲームを持ち、愛情にあふれ溺愛《できあい》してくれる両親の注目を一身に浴びている。彼女は英語が一切話せないため他人との意思の疎通《そつう》が難しかったし、自分の家であった場所を出ていく経験を二回もしたわけだが、養父母にすぐに懐いて、そこに完全に身を落ち着けた。

彼女が家にやって来てすぐ、マルシアとアレックスはアリーナを連れて小児科を受診した。彼女を診察した小児科医は、心雑音に気づいて循環器専門医に紹介し、その循環器専門医が最終的に臨床遺伝専門医に紹介するよう依頼した。こうして彼らは私の診察室にやって来たのだが、私にはそれが残酷な遺伝カウンセリングになると分かっていた。

マルシアとアレックスから話を聞いた後、私はアリーナの診察をおこなった。診察では、待合から歩く短い時間でつけた診断を見直させる要素は何一つ見つからなかった。そして、マルシアが娘に服を着せ、椅子に座って自身の膝の上に娘を座らせた後、私は眼を閉じ、そして、医師が子どもの両親とおこなう、いつも最も辛いものとなる話し合いを始めた。

「ご承知のように」

私はマルシアとアレックスに話し始めた。

「アリーナは、他の医師たちが見つけた問題を理由に私に紹介されました。臨床遺伝専門医は、問題をジグソーパズルのピースのようにつなぎ合わせて一つの診断をつけます。アリーナは中耳《ちゅうじ》に水がたまっていて、そのせいで難聴と言葉の遅れが起こっています。心雑音は、循環器専門医により心臓の弁が厚いことが原因と判明しています。身長がかなり低いですが、成長ホルモンの数値は正常でした。問題は、これらの問題がそれぞれ独立したものなのか、それともすべてが一つの病気の症状なのかという点です」

マルシアが話をさえぎった。

「でも、マリオン先生、アリーナはこれまでの半年をひどい環境で生活していました。良い食べ物を十分に与えられていませんでしたし、それが成長不良の原因ではないですか？　それに、十分な暖房もないシベリアの病棟で五十人もの子どもたちと一緒に暮らしていました。それが耳の感染症と耳に水がたまった原因ではないでしょうか？　もちろん言葉は遅れていますが、六週間前まで英語を話す人がいない場所で暮らしていました。そしてロシア語を話す人が誰もいない場所にやってきました。言語環境が変わったことが、言葉の遅れの理由ではありませんか？」

私は彼女の意見に同意し、すべてが説明として考えられると答えた。しかし、私はきっぱりと言葉を続けた。

「診察したところ、児童養護施設に住んでいたことでは説明できない微妙な徴候も見られました。例えば、彼女の顔の特徴として、皮膚にやや厚みがあり――」

「厚み？」

マルシアがたずねた。

「それはどういう意味ですか？　顔の皮膚に厚みがあるなんて、聞いたことがありません」

「彼女の手も厚みがあります」

私は話を続けた。

「また、同年齢の子どもに比べて関節も固くなっています」

「関節が固い？」

アレックスがたずねた。

「関節炎で起きるような？」

私はうなずいて、話を続けた。

「これらのすべてから、私はアリーナがムコ多糖症、略してＭＰＳと呼ばれる疾患群の病型の一つではないかと考えています。ＭＰＳでは、体を作っている細胞の、複合化学物質を分解するのに必要な酵素が欠損しているのです。この酵素がなければ、化学物質が血中に増えて結合組織に蓄積し、心臓、骨、関節、そして多くの場合は脳にまで――」

「この子を十分間みただけで、それが分かるんですか？」

と、アレックスがたずねた。

「まだ確実ではありません。いくつか検査が必要です。しかしアリーナに起こっているたくさんの事が、この病気なら説明がつきます」

マルシアが言った。

「先生を否定するわけではありません……診てもらっている他の先生たちも先生を信頼していますし……。でも、これについては先生の間違いだと思います。アリーナの問題は、これまでに生活していた環境のせいだと思います。でも、百歩譲ってＭＰＳの一つだとすると、どのような治療法があるのでしょうか？」

「ちょっと待ってください。治療法について話す前に、本当に彼女がその病気なのか確認しましょう」

「いいえ、先に進む前に教えてください。そのムコ何とかには、どんな治療法があるのでしょうか？」

私は口ごもった。

「ムコ多糖症のどの病型も、現時点では治療法はありません。彼女がこの病気であれば、組織に少しずつ化学物質が蓄積していきます」

「治療法がないですって？」

と言ったマルシアの目に涙があふれた。

「この子はこの病気で死んでしまうという意味ですか？」

私は答えなかった。ただ唇をかんで、泣き崩れる両親を見つめていた。

「まだ私の診断が一〇〇％正しいかどうかは分かりません」

私も涙をこらえていたが、しばらくしてから先ほどの説明を繰り返した。

「今後の事を心配する前に、検査の結果を見ることにしましょう」

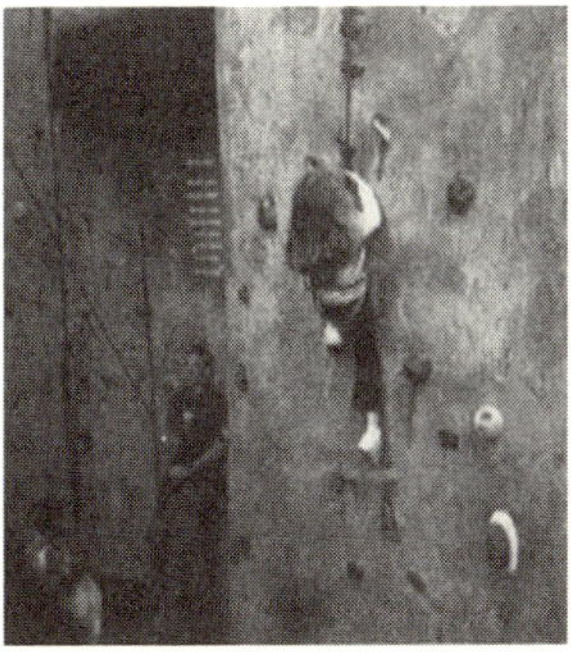

最初の添付ファイルがようやく開き、一枚の写真がコンピュータ画面に現れた。マルシアが言った写真の質も写真の意味も、私はすぐに納得した。粗い粒子の写真に写っているのは、長い金髪の小さな女の子の後姿で、フリークライミング用の壁の低いところでロープにぶら下がっていた。ぶら下がっている女の子はアリーナだ。これは彼女の自宅近くの公

園にある壁で、一番上まで登ろうと、もう半年近く努力している話は彼女と母親から聞いていた。しかし、病気のせいで、関節はさらに固くなり持久力も落ちてきていたため、まだ成功していない。これらの写真は、彼女が目標を達成したことを示す証拠写真なのだろうか？

期待を込めて、私は二つ目の添付ファイルのボタンをクリックし、写真が開くのを待った。

二〇〇二年十二月のあの日、アリーナは治療できない進行性の病気の疑いがあるという恐ろしい話をアレックスとマルシアに伝えた後、診断のため彼女を検査に出した。子ども病院で実施したレントゲン検査では、アリーナの骨には物質がぎっしり蓄積して詰まっていることが分かった。私は背骨の側面像を一枚見ただけで自分の直感が正しかったと分かったが、放射線科医も《多発異骨症の典型的な徴候があり、ムコ多糖症の診断と一致する》と確定報告してきた。尿検査でも異常が検出され、デルマタン硫酸と呼ばれる化学物質の量が過剰だった。ニューヨーク市のスタテン島にあるニューヨーク州立研究所に送った血液では、細胞内のアリルスルファターゼB（N-アセチルガラクトサミン4スルファターゼとも呼ばれる）酵素が欠損していることが明らかとなり、アリーナはムコ多糖症Ⅵ型、一般にマロトー-ラミー症候群と呼ばれる病気であることが確認された。

そして最初の遺伝カウンセリングから二週間後に、子ども病院の五階にある診察室で、私は再びマルシアと顔を合わせた。私の指示に従って、彼女はアリーナをベビーシッターとともに自宅に残してきた（その日アレックスは仕事に行かなければならず、マルシアは一人でやって来た）。彼女が椅子に座るとすぐに、私は検査結果を伝えた。

「どうしてこんなことになったのですか？」

マルシアが必死の様子でたずねた。彼女は大変怒っており、そして明らかに悲しんでいた。

「私はアメリカの国際養子縁組で一流の専門家たちに医療記録を確認してもらいました。医師の報告書もあり、ビデオも確認し、誰からも、何らかの問題の可能性でさえ指摘されませんでした！　どうしてなんですか？」

「アリーナの症状は分かりにくいのです。遺伝学の特別な訓練を積んでいなければ、見つけることはできないでしょう。ぜひ覚えておいていただきたいのは、この病気において良かったと言える点ですが、他のＭＰＳと違ってマロトー-ラミー症候群は脳に影響がありません。知的には正常です。学校にも行けるし、友達も作れる。他の子と同じことができるし、それに――」

「十八歳までに死んでしまうのであれば、知的に正常であることがあの子にとってどう良いというのですか？」

マルシアが口をはさんだ。目に涙が浮かんでいた。

「正直言って、将来どうなるのか知った今、私は知的な発達が遅れていて何が起こっているのか分からない方が、あの子にとっては幸せなのではないかと思います」

二人ともしばらく黙りこんでいた。彼女の言葉に対して私は何も答えられなかった。そして、マルシアが懇願《こんがん》するように言った。

「この病気には治療法がないと言うのですか？　治療法がないなんてことがあるんですか？　ここはアメリカじゃないですか！　どんな病気の治療法だってあります」

「現在、マロトー-ラミー症候群の患者さんの血液で不足している酵素を補充する方法を見つける研究がおこなわれています。まだ利用できる段階ではありませんが、数年後には――」

「数年後では遅すぎます！」

マルシアはまた話をさえぎって、すがるように言った。

「私が読んだインターネットの説明には、その化学物質により、日に日にあの子の体はむしばまれていくと書かれていました。待つ時間なんてありません」

そう言って、ワッと泣き始めた。

私も自分の目から涙をぬぐって、彼女の肩に手を置いて何とかなぐさめようとした。

「私には無理です」

しばらくして彼女が言った。

「こんな風に暮らすことはできません。マリオン先生、私が七つの時、兄が白血病になりました。兄の主治医は今の先生と同じことを両親に言いました。治療法はないが数年後には彼を救う方法が出てくるかもしれないと。兄は二年後に亡くなりましたが、その間にまったく何の方法も出てきませんでした。助ける方法がないと知りながら、毎日苦しむ姿を見ているのは本当につらいものでした。兄の病気と死は両親を打ちのめし、二人の結婚生活も壊れてしまいました。私にはできません。私は自分の子どものそばで、兄のように苦しみ死んでいく様子を見ることはできません。絶対にできません」

そう言って、彼女はまた泣き出した。

私は黙っていた。しばらくして私は言った。

「Gさん、選択肢は限られていて――」

「マリオン先生」

彼女が口をはさんだ。

「私はあの子に良い生活をさせようと、この国に、私の家に連れてきました。どんどん弱って死んでしまうのを見るためではありません。私には我慢できません。そんな風に生きていけません。あの子を児童保護制度に委《ゆだ》ねるのはどうでしょう？　あの子の世話をし、愛してくれる家族と暮らすのです。私はその家族があの子の世話をするのをお手伝いするという形で関わります。あの子のおばやいとこみたいな感じで。あの子を自宅に置いて、日に日に具合が悪くなる様子を見続けるなんて、私の日々の生活の中では対処しきれません」

彼女に対する同情が敵意に変わった。自分の娘についてそんな事を口にするなんて、どうしてそんな考えができるのだ？　アリーナは小さな女の子で、これから何年もの間、病気による大変困難な道を進むにあたり多くの助けと多くの愛情が必要となる子どもなのだ。彼女は商品ではない。サイズが違う、色が違うと言って百貨店に返品できるセーターではない。他の家具と合わないからと言って家具店に返品する小さなテーブルではないのだ！　結婚と同様に、養子縁組は良い時も悪い時も、病める時も健やかなる時も、死がその絆《きずな》を分かつまで続く約束なのだ。しかし結婚とは異なり、親子の間の約束は、養子が期せずして重症の病気を抱えていたからと言って、交渉したり破棄したりしてはならない。

私は怒っていたが、なんとか怒りを抑えた。なぜなら、この女性に二度会って、彼女について、そしてアリーナの病気について、さらに三つのことが分かっていたからだ。一つ目は、悪いニュースを聞いた時に誰にでも起こるように、マルシアは感情的になっていることだ。傷つき、怒り、ひどく悲しみ、自身の言葉の結果に考えが及んでいない。二つ目として、最初の遺伝カウンセリングでアリーナと関わる彼女を見ていて、彼女と夫が娘を心から愛していることが分かっている。アリーナが彼らの娘として一緒に暮らし始めて二カ月以上が過ぎた今、手放すことはほぼ不可能だろう。三つ目として、研究の進み具合を常に確認しているが、最近マロトー=ラミー症候群の酵素補充療法の第一相《いっそう》臨床試験が良い結果を得て終了し、第二相試験もすでに始まっていることだ。わずか二、三年でこの病気が治療できるようになることは、疑いようもなかった。

マルシアから送られた二番目の添付ファイルがやっと開いて、コンピュータの画面に一枚目と同様の粒子の粗い写真が現れた。

その写真もアリーナの後姿だったが、地上から三・五メートルほどの高さだった。両足を壁のホールドにしっかりと掛け、左の手と腕をしっかりとロープに巻き付け、右手を壁に突き立てて体を支えている。壁を登ることに、彼女はすべての力を集中させていた。

私はこのような様子のアリーナの写真を以前にも見たことがあった。しかしそれは、彼女が到達できた最も高い位置の写真だった。三枚目の写真には何が写っているのだろうかと、私は待ちきれなくなった。三つ目の添付ファイルを開けるボタンを押して、私はまた、写真が現れるのを待った。

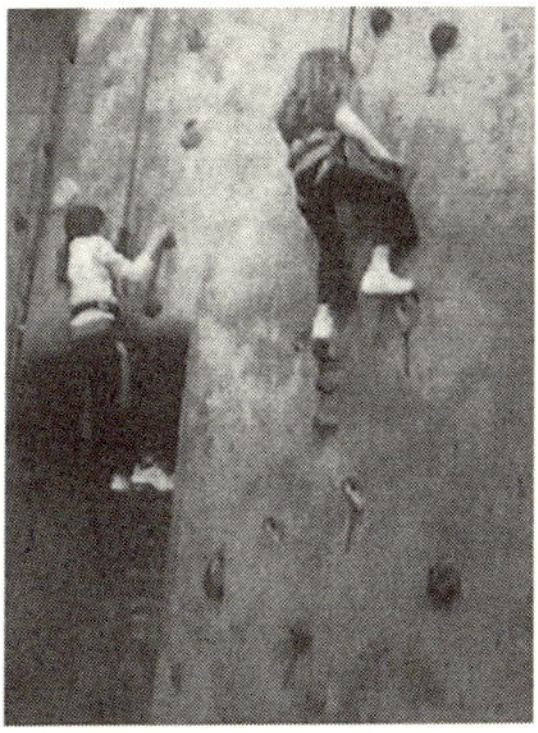

新しい薬の開発には費用がかかり、途方もなく困難で、膨大な時間がかかる。よくある病気（その薬は需要が多いため莫大《ばくだい》な利益が期待できる）の治療薬であれば、製薬会社は喜んで金を使い、認証機関に腹が立っても我慢し、最終的にその薬を市販する責任も負う。しかし、有効性を確認する段階でさえも患者を見つけることが難しいような非常に稀な病気に対する、決して利益が見込めない薬を開発する場合はどうだろうか？

ＭＰＳⅥ型は、一九六三年に二人のフランス人小児科医、ピエール・マロトーとモーリス・ラミーによって初めて発表された稀少疾患である。これは百万人に二、三人しか発症しない病気であるため、一人の患者に出会うこともなくその経歴を終える小児科医がほとんどだ。そのような稀な病気に対して開発される薬が製薬会社に利益をもたらす段階に到達することは決してないだろう。それでは、なぜ治療薬の開発を進めるのか？

答えは、この病気の重要な特徴の一つにある。他のＭＰＳ（ハンター症候群やサンフィリッポ症候群など）とは異なり、マロトー-ラミー症候群は腹部臓器、心臓、肺、関節、骨、顔の構造と気道に影響を与えるが、中枢神経系には影響しない。脳と脳脊髄《せきずい》液のアリルスルファターゼＢの値は正常である。したがって、効果的な治療薬を開発するにあたり、血液脳関門に巨大なタンパク質を通過させなければならないという課題を解決する必要がない。そのため、ＭＰＳⅥ型は稀な病気ではあるが、酵素補充療法を開発することで、より一般的な（そしてより利益のある）病気の治療に応用できる可能性があった。

この観点で、カリフォルニア州に本社を置く製薬会社、バイオマリン社は、アリルスルファターゼＢを含む製剤であるナグラザイム（ガルスルファーゼ）を開発した。ヒト用として米国食品医薬品局（ＦＤＡ）に承認される前に、開発中の薬は臨床試験の三つの段階（相）を経なければならない。第一相では、少数の患者群（二十〜八十人）で薬の安全性を確認し、妥当な投与量の範囲を決定し、副作用がないかを確認する。第二相では、患者の人数を増やして薬を投与して有効性を確認し、安全性をさらに評価する。第三相ではさらに大人数の患者群で有効性を裁定し、副作用を監視し、すでに使われている他の治療法と比較し、薬を安全に使用するための情報を収集する。アリーナの診断をおこなった時点で、ナグラザイムの有効性は第一相ですでに証明されており、第二相試験もおこなわれ、間もなく完了を迎える段階だった。各相の期間はおよそ一年から一年半であるため、アリーナの病気の進行を止めるための治療は二、三年先になると考えられた。それまで家族が踏ん張れるかどうかだけの問題だった。

そこで、私はマルシアに怒ったり、どんなことがあってもアリーナに愛情を注いで養育することが彼女の責任であると諭したりすることなく、ゆったりとリラックスして彼女の質問に答え、選択肢の提案をおこなった。私の考えとして、彼女と夫の選択肢は基本的に二つあると伝えた。一つはアリーナを児童保護制度に委ね、ゆくゆくは米国内の別の家族に養子縁組してもらう方法、もう一つは、彼女を引き続き育て、愛し、娘として世話をするというものだ。彼らが良いと思っておこなう選択は何でも正しい選択であり、医師や家族や友人など他の誰かの言葉に左右されるべきではないことも、もちろん話し、どのような選択であっても、私はいつでも彼らの力になり、できる限り支援することも伝えた。そして何よりも、感情のままに決定を急ぐことは避け、ゆっくり時間をかけて、すべての選択肢を慎重に検討するようにと話した。

私は決定に時間をかけるように促《うなが》したが、それは、そうすれば何が起こるのか分かっていたからだ。日を追うごとにマルシアとアレックスはさらにアリーナを愛するようになる。愛情が深まれば深まるほど、彼女を児童保護制度に委ねる可能性は低くなる。私の作戦は成功した。私がマルシアにアリーナの診断結果を伝えた日から一カ月も経たない二月初旬のある日、その時までにマルシアは今回の養子縁組の仲介業者と彼女が相談した国際養子縁組の専門家たちに連絡し、関わった全員を訴えると脅《おど》すとともに、児童保護制度機関に連絡をして制度に委ねるための手続きも確認した後で、私に電話をしてきた。

「アリーナを手元に置いておくことに決めました。まだ私たちはとても怒っていますが、この子を愛しすぎていて手放すことなどできません」

「正しい決断だと思います」

臨床遺伝専門医として、両親に対してその判断が正しいとか間違っているとか伝えるべきではないのだが、私はそう答えた。

その後の数年間、私はアリーナの経過観察を注意深く続け、二カ月に一度診察し、ムコ多糖が彼女の体内にゆっくりだが着実に蓄積し、彼女の機能を奪っていく様子を何もできないまま見ていた。骨にぎっしり詰まった化学物質の影響で、アリーナの成長は非常に遅く、成長曲線（標準的な成長を表わすグラフの線）からますます外れていった。関節は硬くなり、手はひどく強ばり、小さなおもちゃを握ることも難しくなり始めた。そして持久力も低下した。待合から診察室までの短い距離をゆっくりと移動する彼女の後ろを歩きながら見ていると、彼女の能力がいかに低下しているかよく分かった。今では完全に娘とその特別な問題に完全に向き合うようになった両親は、能力の低下に可能な限り対応し、私も一緒になって、関節の柔軟性を維持させようと、できる限り多くの理学療法と作業療法を彼女に受けさせていたが、三人それぞれがインターネットでナグラザイムの臨床試験の進行状況に関する情報を確認していた。第二相試験は第一相試験と同等に良好な結果を得て終了した[1]。二〇〇四年、第三相試験が間もなく開始されると発表があった時、マルシアはオークランド子ども病院の消化器専門医で、この試験の責任医師の一人であるポール・ハーマッツ医師に電話をし、アリーナが登録できるかたずねた。彼女は娘がモルモットになるという考えは気に入らなかったが、酵素補充療法の開始が早ければ早いほど、娘の状態が良くなることを理解していた。しかし残念ながら、ハーマッツ医師からは良い返事をもらえなかった。この臨床試験にはルールが定められており、参加するには七歳以上でなければならなかったが、アリーナはそれに近い年齢でもなかった。私も一緒に異議を唱え、懇願《こんがん》したが、ルールは絶対だった。アリーナは薬が最終承認されるまで待たなければならなかった。

第三相の研究班による薬の有効性と安全性の報告を受け、ナグラザイムは二〇〇五年五月三十一日、ついに米国食品医薬品局（FDA）による承認を受けた。そして六月一日に、バイオマリン社は薬の市販承認を受けた。六月末までには、アリーナに初めてナグラザイムを投与するためのすべての準備が整った。

そして、その時が来た。二〇〇五年七月初旬、初回の治療のため、アレックスとマルシアがア

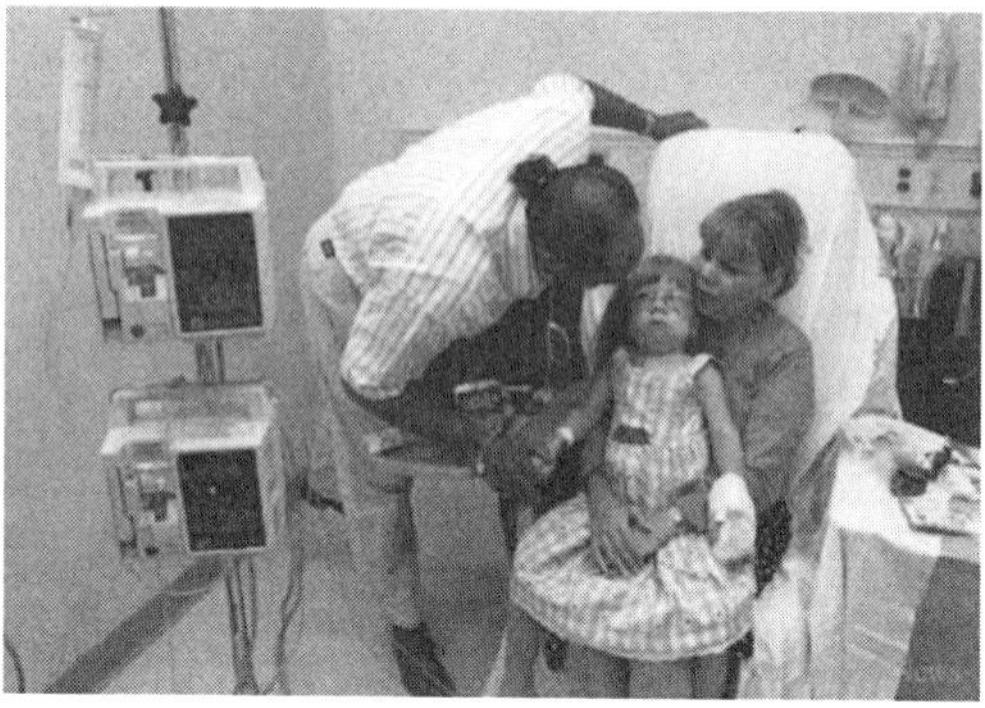

リーナを子ども病院に連れてきた。ナグラザイムは厄介な薬だった。ゆっくりと、三、四時間以上にわたり、静脈内に点滴しなければいけない。点滴の間、深刻な副作用が起きないよう監視するため、バイタルサイン（脈拍、呼吸、体温、血圧、意識レベルなどからなる生命徴候）を十五分ごとに確認する必要がある。

この写真は、私の同僚のポール・レヴィー医師が点滴を始める直前の様子だ。初めての治療を前に、アリーナがどれほど怖がっているかが見て取れる。しかし、いったん針が入り点滴が開始されると、まったく痛みがないのだと理解してリラックスした。次ページは、点滴中の写真である。

アリーナは、アメリカ北東部で初めてナグラザイムの治療を受けた患者となった（臨床試験に参加した患者を除く）。最初の点滴以降、繰り返し治療を受けるため、彼女の両親は毎週火曜日の朝に娘を病院に連れて来ている。彼女は一年間点滴を受けているが、副作用は一度も起こっていない。レヴィー医師と私は離れたところから冷静に観察しているが、彼女は驚くほど進歩している。治療を開始

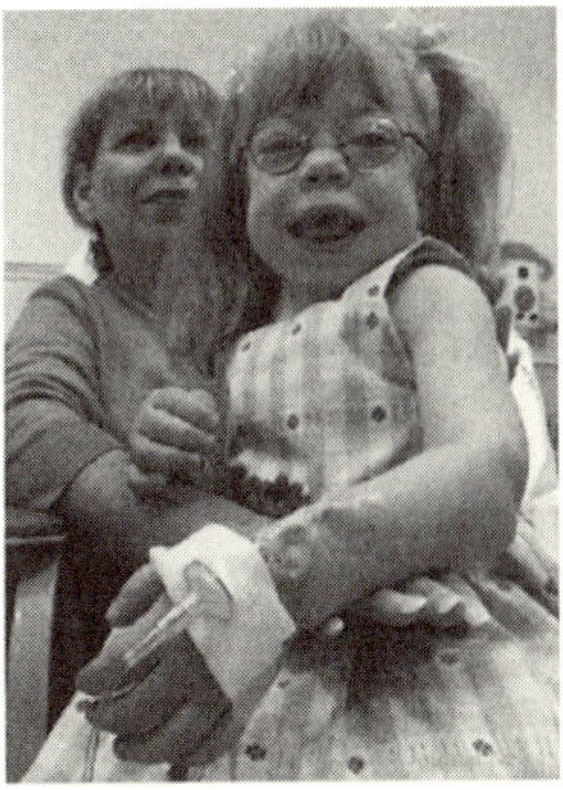

して最初の三カ月で、アリーナはなんと十センチも背が伸びた。関節は見る見るうちに動きやすくなり、待合から診察室まで歩く間に疲れたり、息が切れたりすることもなくなった。彼女の進歩はほとんど奇跡的だと言える。

そのような思いを巡らせている時、三枚目の写真が画面に現れた。そしてアリーナの姿も！

それを見た瞬間、私の顔がほころんだ。そしてすぐに涙が出てきた。写真には、一番上まで到達したアリーナの姿があった。しかも彼女の顔は壁ではなく、力いっぱい壁にしがみついたまま、やや体を回し、母親の方を向いていた。右肩越しに顔を見せ、笑顔でいっぱいだった。これまでの長い時間、これまでのすべての試み、療法士とともにおこなった大変な努力と、毎週火曜日の朝に針でつつかれる苦痛に耐えた一年間を経て、彼女はついにやり遂げたのだ！

ウエストチェスター郡北部にあるこの公園で起こったことは、まさに奇跡だった。アリーナがフリークライミング用の壁の一番上まで到達するためには、驚くほどたくさんの出来事が、正確に正しい順序で起こらなければならなかった。もしも彼女が十年早く生まれていたら、病気の進行を止めるナグラザイムはなかった。もしも実の両親が彼女を捨てなかったら、彼女が実の両親

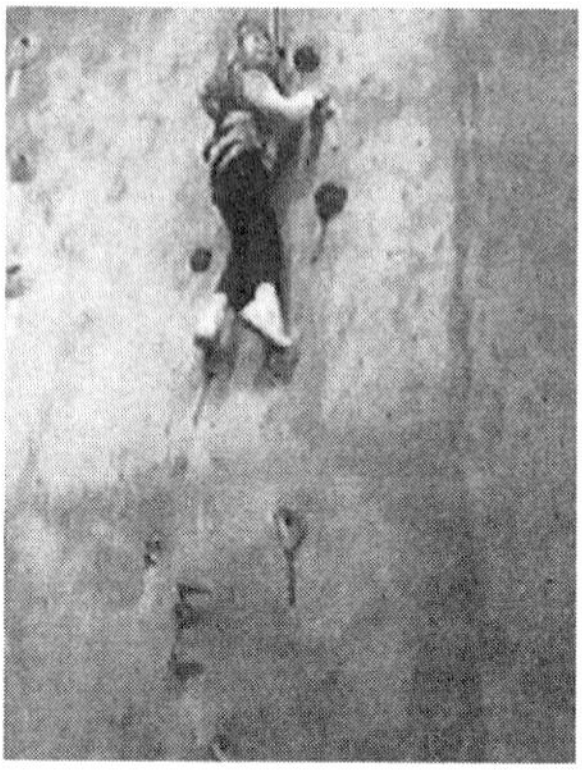

とシベリアで暮らしていたなら、適切な投薬治療を受ける機会は決してなかっただろう。もしもあのビデオが製作された時にあの児童養護施設にいなかったら、アレックスとマルシアが彼女の顔を見ることはなく、彼女に一目ぼれすることもなく、ニューヨークに連れ帰ることもなかった。夫妻が、ちょうどその時に養女を迎えたいと探していなければ、アリーナは見過ごされていた。アリーナの人生は宇宙的事象だ。不可能と思われる要因が正しい順序で並び、科学の重要な飛躍的進歩の恩恵を世界で最初に受けた患者の一人となった。

　私はいったいなぜ臨床遺伝専門医になったのかと尋ねられることがよくある。13トリソミーなどの染色体異常、ムコ多糖症などの代謝異常症、その他の多くの病気があるが、結局のところ、私の患者の予後《よご》（将来の見通し）はとても悪く、治療法が存在しないことが多い。毎日悪い知らせばかりだ。しかし、私の答えははっきりしている。私が臨床遺伝専門医になった理由はアリーナだ。アリーナとカールとクラレンスと、この三人のように、私が関わったことで人生が良くなった、たとえ少しだけでも良くなった子どもたちがいるからだ。私にとって、これは身に余る結果だ。私は間違いなく自分に適した仕事を選んだと思う。そして、この本に人生を記録された患者たちと、ここに登場しなかった他の多くの患者たちと関わる仕事ができる私は、間違いなく幸せ者だと思う。

あとがき

一九七五年八月、私はニューヨーク市ブロンクス区のメディカルスクール（アルバート・アインシュタイン医科大学）に入学した。一九七九年七月から一九八〇年六月まではボストン・フローティング病院でインターンの研修を受けるためボストンに抜け出したが、研修医二年目と三年目、そして研究員の時期はまたブロンクスに戻り、すべての研修を終えるとそのままアルバート・アインシュタイン医科大学の教員になった。現時点で、ボストンでの一年以外、私は三十四年にわたって、このブロンクスで仕事をしている。

同じ施設でこれほどまで長く働くことの利点は、年を取ったと感じないで済むことだろう。今でも私を指導してくれた人たちに囲まれており、彼らは最初に出会った時と少しも変わっていない（明らかに錯覚だが）。このため、私自身もまったく年を取ったという感覚がなく、大学のキャンパスを歩いてメディカルスクールの学生たちと交流していると、自分もまだ学生であるかのように感じる。ほとんどの場合、これは素晴らしいことだが、時に現実に直面することがある。そんな出来事が数年前にメディカルスクールの教室で起こった。

それは冬の始まりで、一年生たちは二カ月目に入った必修の《医学の分子細胞学的基盤》の講義に悪戦苦闘していた。私は教室の前の方に座り、基礎科学と臨床科学の基本知識を統合することを目的とした症例カンファレンス（実際の患者の診断や治療方針に関する討論）の指導をおこなっていた。私の周りには、二十人の熱心な学生が長方形に机を並べて座っている。私は自己紹介し、その日の話し合いのテーマが糖尿病であることを告げた後、前日に全員に配布していた資料に記載されている症例を誰か説明してくれないかとたずねた。すると、最も熱心な学生の一人であるレヴが手を挙げて症例の説明を始めた。

その症例は五十八歳の男性で、肺炎をきっかけに、多尿症、多渇症《たかっしょう》、多食症を発症した（つまり、彼は小便が出すぎ、飲み物を飲みすぎ、食べ物を食べすぎていた）。レヴがその男性の初期の病歴を説明している間、私は教室を見渡して学生たちの顔を見ていた。そして、自分のすぐ左に座っている若い男性に興味を引かれた。背が高く、がっしりした体格の彼は遅れて教室に入って来て、他の学生とは違い、名札を机の正面に置いていなかった（名札は学生たちの熱意が低下した時に講師が見て発言を求めるためのもの）。この若者にはどこか見覚えがあった。どこかで以前に会ったことがあるように思った。レヴが説明している間、私はそれがどこだったか一生懸命思い出そうとしていた。昨年彼がメディカルスクールを受験した時に面接をしたのだろうか？　いや、そうではない。私が担当した一年生の講義で、終了後に私に声をかけてきたのか？　いや、そんな短時間の接触で彼の姿が私の記憶の底に刻まれるはずはない。

私は物思いにふけることを止め、目の前の症例に集中しようとした。

「この男性の多飲が何を意味しているのか、そして、彼が言うように食べ過ぎているのであれば、なぜ三・五キロもやせてしまったのか、誰か答えられる人はいるかな?」

数秒が過ぎても誰からも手が上がらなかったので、どの学生を当てようかと私は手元の名簿を確認した。そして、《ジョナサン・クライン》という名前を見た瞬間に、頭の中で鐘が鳴り響いた。


一九七八年の晩秋、妻のベスと私はメディカルスクールの学生たちが住む高層アパートの一室のリビングルームにいた。私は卒業アルバムの共同編集者として、クラスメイト全員の写真を撮影する役割を担っていた。その日の午後は色々な部屋を回り、マイケル・クラインと彼の家族の記念写真も撮影していた。

マイケルは子どものいる数少ないクラスメイトの一人で、彼の息子のジョナサンは当時一歳くらいだった。写真撮影の間、ジョナサンはその年齢にしては大変行儀が良く、濃紺の水兵服をきちんと身に着けていた。ベスが写真を撮る間、彼は満足そうに母親の膝の上に座り、父親のマイケルは妻の隣に座り、息子の足を持ってあやしていた。

あの水兵服の小さな男の子が、症例カンファレンスの教室に座っているこの大柄な若者である可能性があるだろうか？　私の昔のクラスメイトの息子が、彼の父親と私が学んだメディカルスクールの一年生になるほどの年齢である可能性があるのだろうか？　いや、そんなことは考えられない。やはり私はまだ自分が学生のような気分でいたのだ。しかし教室に座ったまま、私は年数を計算し、あり得るというより、きっとそうだと気づいた。

この思いつきにすっかり驚いた私はわけが分からなくなり、そのままカンファレンスを続けることが難しくなってしまった。運良くジェニファーという別の女子学生が、私が一九七八年に思いをはせる前に出した質問に答え始めた。しっかり聞いてはいなかったが、よく考えて的を射た答えのように思えた。彼女が答え終わり、別の学生が発言する前に、私は（すでに答えは分かっていたが）こう質問した。

「ジョナサン・クラインはいるかな？」

予想通り、私のすぐ左に座っていた若者が手を挙げた。

「君はマイケル・クラインの息子かい？」

「はい。なぜ父のことを？」

「メディカルスクールの同級生だよ。君が小さかった時のことを覚えているよ。僕たちの卒業アルバム用に、私の妻と一緒に君の写真を写したんだ」

「水兵服の写真ですか？」

彼の問いに、私はうなずいた。

「僕はあの水兵服が嫌いでした。母は正式な行事の時はいつでも僕にあの服を着せたんです。ほんとにダサかった」

「いや、かわいかった。とてもかわいかったよ。そして今ではアインシュタインの学生なんだね」

彼はうなずいた。

その後に、気まずい沈黙が続いた。自分で予定していた講義演習から完全に脱線してしまっており、話を戻すために大急ぎで何かしなければいけないことに気づいた。

「君たちは、これがどういう意味を持つのか分からないと思うけど」

と、私はこの先の話がどうなるのかよく分からないまま、全員に向けて話し始めた。

「君たちは私に初めて会った時、きっと私のことを《おやじ》だと思っただろう」

(忍び笑いが聞こえた)

「たぶん私はおやじだ」

(忍び笑いが大きくなった)

「でも私はこれまでずっとこのメディカルスクールで過ごしているもんだから、自分がまったく年を取っていなくて、おかしなことだけど君たちと同じ年代のような感覚でいるんだよ。でもこのクラスにジョナサンがいることで、私はもうメディカルスクールの一年生ではなくて、一年生になる子どもがいてもおかしくないほどの年齢なんだという事実を受け入れるしかなくなった。すっかり目が覚めたよ！」

次の数秒、また教室に気まずい沈黙が訪れた。するとレヴが発言した。

「マリオン先生、中年の危機を経験し終えたところで、症例の続きを読んで良いでしょうか？」

私が笑顔でうなずくと、彼は五十八歳の糖尿病の男性に関する症例の説明を再開した。

そのクラスにジョナサンがいたことで、私は自分がまだメディカルスクール一年生と同年代であるという歪《ゆが》んだ考えに永久に蓋をすることとなった。しかしその幻想を乗り越えても、自分が今では「年長の教員」とみなされている事実がなかなか理解できずにいる。学生や研修医に（最近では若い教員たちにも）「マリオン先生」と呼ばれることにまだ慣れていない。近くに私の兄が立っているのではないかといつも辺りを見渡してしまう（兄こそ「本物」のマリオン先生だ）。これは、ブロンクスで年を重ねる中で私が決して慣れることができない事柄の一つだと思う。

私がアインシュタイン医科大学で過ごした三十五年間は、近代遺伝学の全歴史の半分以上にあたる。近代遺伝学は公式には一九五三年四月二十五日、ジェームズ・ワトソンとフランシス・クリックが『核酸の分子構造、デオキシリボ核酸の構造』というたった一ページの論文を科学誌ネイチャーに発表した瞬間に始まった。一九八二年、私が研究員になり臨床遺伝専門医になった時、遺伝学は小児領域でも静かな田舎に過ぎない存在だった。羊水検査と超音波検査は可能だったので、胎児を見て問題を確かめることはしていたが、異常があってもどうすることもできなかった。子どもを診察して奇形のパターンを確認し、診断し、21トリソミー（ダウン症候群の原因）のような大きな染色体異常を見るために染色体検査をおこなっていたが、ここでもまた、異常と診断されても我々が行える治療法はほとんどなかった。

しかし年月が流れ、臨床遺伝学は医学のどの領域よりも変化を遂げた。静かな田舎は革命の地となり、ヒトゲノム計画（ヒトのＤＮＡの全塩基配列を解析する全世界的研究）の成功とトランスレーショナル・リサーチ（基礎研究から応用分野を縦断する研究）により劇的な変化が次々と起こった。この本の各ストーリーが書かれた時期だけを見ても、ファイファー症候群や減汗性外胚葉異形成症、脊髄性筋萎縮症などの疾患の遺伝学的基盤が明らかとなり、将来の治療の実現に向けた扉が開かれた。骨髄移植と酵素補充療法により、かつては致命的な病気だった先天性骨髄性ポルフィリン症やマロトー-ラミー症候群は完治しないまでも治療が可能となった。そして創造性に富んだ外科医たちの知恵と才能により、胎児胚形成時のちょっとした間違いのため永久に結合したままだと思われていた二人の男の子も、今では別々に、活動的で生産的な人生を送ることができている。

重要なのは、これらすべてが二十年以内に起こったという点だ。次の二十年では何が起きるのだろうか？　確かなことは、誕生時に個人の二万個の遺伝子を調べることが技術的に可能となり、病気にかかりやすくなる素因になり得る遺伝情報の変化のすべてが分かるようになることだ。この進歩により医療の方法は永久に変化し、治療をおこなう前に症状や徴候が現れるのを待つ医療から、最初から病気にかかりやすくなる素因を知り、症状が現れる前にその人の生活環境を変えることで予防できる医療へと変わる。遺伝子の発現（遺伝情報によりタンパク質がつくられて機能すること）の仕方を変える遺伝子治療はまだ未成熟だが、一般的なものとなるであろう。

様々な理由により、臨床遺伝学は独特な専門分野である。我々臨床遺伝専門医が対応する病気は非常に慎重に扱う必要があるため、その仕事内容は他の医師のものとは多くの点で異なっている。身体面と精神面の両面でどのように患者を支援するか、病気を持つ人だけでなくその両親、きょうだい、孫たち、そして親戚に対してどのようにケアをおこなうかといった違いを、ここで紹介したストーリーにより、少しでも理解してもらえればと願っている。私たちは患者以外のこれらの人々に遺伝カウンセリングを提供し、将来生まれてくるであろう子どもたちのリスクと将来の希望について話をし、彼らがおこなった何らかの行為が原因というわけでもなければ、何かをすれば問題が起こらなかったというわけでもないのだということを伝える。葬儀、結婚式、卒業式にも参加する。私たちが手を伸ばす範囲は他の医師よりもずっと広い。

患者に対する対応方法も他の専門職とは異なっている。私たちは数々の謎を、探偵のような作業と珍しいちょっとした知識の数々、直感（正解でないことが多い）、そして大きな巡り合わせを組み合わせて解決している。名探偵シャーロック・ホームズの言葉を借りれば、臨床遺伝専門医は物事を見て、他の人たちが見過ごしてしまったかもしれないことを考え理解する訓練を受けているのだ。このような観察により、急性間欠性ポルフィリン症や減汗性外胚葉異形成症などを診断することができるようになる。

私が思うに、臨床遺伝専門医は同僚たちから相談相手として十分に活用されていない。もしも遺伝カウンセリングに紹介していたら生活が改善したであろう子どもたちの例は非常に多い。メリッサ・ムーアを診察した救急救命室の医師が遺伝について相談していたら、ムーア一家に降りかかった災難は避けることができていただろう。もしもニコール・ルドローが数年早く臨床遺伝専門医に紹介されていたら、彼女のポルフィリン症はもっと早く診断がついていた可能性がある。

この仕事に対する私の考えはこうだ。本書で何度も記したように、私が選んだ領域では革命が起き、その革命をもたらした新しい技術がすべての医療のやり方を変えてしまった（あるいは近いうちに変えてしまう）。しかしこれらの進歩を目の当たりにすると、それは革命というより進化のように思われ、私がメディカルスクールの学生から年長の教員になるまでのブロンクスでの、あっと言う間の三十五年間と非常に似ている！　その間に、カールとクラレンス・アギーレ、アリーナ・G、A・C・シェリダンとその母親、エリン・ウッド、ケネディー一家、コーエン一家のような人々と働く機会を得て、この領域を選んだ私はなんと運が良いのだろうと心から思っている。なんと臨床遺伝専門医冥利《みょうり》に尽きる時代なのだろう！　そして未来は、どんな時代になるのだろう！

監修者あとがき

国際共同研究として開始されたヒトゲノム計画が、十三年の歳月と数千億円の費用をかけて今世紀初頭に完了し、私たちは、ヒトのＤＮＡ配列のほぼ全てのデータを得ることができました。その後の情報処理技術や遺伝子解析技術の進歩により、約六〇億塩基対の長さからなるヒトＤＮＡの中には、約二万三千種類の遺伝子が点在している（全体のＤＮＡ配列の中の数％だけが遺伝子配列でした）ことが判明しています。しかし、その働きや病気との関連が分かっているものは約八千種類、全体の三十五％ほどに過ぎません。

大部分の遺伝子は両親それぞれからひとつずつ子どもに伝えられます。従って遺伝子は通常、二個一組となっています。病気には、二個の遺伝子の一方に変化があっただけでも発症してしまうものと、一方の遺伝子に変化があってももう一方の遺伝子がその働きを補ってくれるため発症しないものとがあります。初めの病気が第十二章の「アンダーソン氏の秘密」に出てくる常染色体優性遺伝形式をとるもので、この病気の方の子どもは二人にひとりが同じ病気になります。後のタイプの病気が第七章の「遺品」に出て来る常染色体劣性遺伝形式をとる病気で、両親はそれぞれ遺伝子の一方に変化がありますが症状はなく保因者と呼ばれます。両親がいずれも保因者の場合、子どもの四人にひとりは病気になります。

ヒトゲノム計画では莫大な費用と時間を要した遺伝子解析も、飛躍的な技術革新によって、現在では、一カ月以内に百万円以下の費用で行うことが可能となっています。最新型の遺伝子解析装置を用いることにより、原因不明の遺伝子疾患も次々と明らかになり、これから起きる可能性のある症状や病状を予測して早期治療などの診療計画に役立てることが出来るようになってきています。その一方で、現在の医学では治療法がほとんどないような病気であることが判明することもあります。遺伝子診断には、メリットもデメリットもあるのです。

遺伝子は両親双方から受け継がれるものですので、祖父母やきょうだい、自分の子孫など、家系内の人たちにも共有されています。その中のひとりに遺伝子の変化が見つかった場合、家系内の他の人たちにも同じ遺伝子の変化がある可能性が出てきます。遺伝子診断は、個人だけではなく家系の人たちを診断することにもつながる点で、他の医学的検査とは大きく異なります。遺伝子診断のほかにも、染色体検査や本書でも何回か出てくる代謝物質を調べる一部の検査も同じような意味を持っており、「遺伝学的検査」と呼ばれます。日本では、二〇一一年二月に日本医学会が「医療における遺伝学的検査・診断に関するガイドライン」を発表して、遺伝学的検査に際しては、必要に応じて適切な時期に遺伝カウンセリングを実施するよう求めています。

遺伝カウンセリングというと、遺伝に関する心配事の相談というイメージがまず浮かぶかも知れませんが、実際の遺伝カウンセリングは医療情報の提供と心理社会学的支援からなる専門的な医療行為のひとつです。病気にどのように遺伝学的な因子が関わっているのかについて、医学的な情報を来談者に理解できるよう分かりやすい言葉で丁寧に説明し、それによる医学的な影響だけでなく、本人への心理的影響や家族への影響も一緒に考えて理解し、その内容を受け入れる手助けをします。遺伝学的検査であれば、その内容や影響を十分理解した上で検査を行うかどうかの選択を自らの意思で行うことを助けるプロセスになります。

本書の中で臨床遺伝専門医のマリオン医師が行っているのは、まさにこの遺伝カウンセリングなのです。遺伝カウンセリングには、情報提供だけではなく、心理的社会的支援も重要とされますが、第七章「遺品」では遺伝カウンセラーのキャロル・スターンがマリオン医師の相棒として大活躍をします。遺伝カウンセラーは、医師とは違う立ち位置で患者を支える重要な医療専門職です。最新の遺伝医学の知識を持ち、カウンセリング技術を身につけ、さまざまな人々と協力してチームとして働く、遺伝子医療部門には欠かせない人材です。

二〇一六年春現在、日本では全国に臨床遺伝専門医が一五〇〇人近く居るのに対して、認定遺伝カウンセラーは一八二人に過ぎません。認定遺伝カウンセラーになるには、修士課程相当の専門の養成課程で遺伝医学や心理学のほか実習を含む二年の教育を修了し、年に一回行われている認定試験に合格する必要があります。日本では認定遺伝カウンセラー制度が開始されたのが二〇〇五年とまだ日が浅いため、人数はまだ少ないのが現状ですが、日本各地の遺伝子医療部門で、臨床遺伝専門医の良き協働者として力を発揮しています。

最新の遺伝子解析によって、誰にでも数十の遺伝子に変化が認められることが分かってきました。それらは、ひとつの遺伝子の変化だけでは症状の出ない常染色体劣性遺伝の病気の遺伝子で、保因者であることを意味するのかも知れません。あるいは、顔つきや体型、性格などの個性に関わる遺伝子なのかも知れませんし、今後何らかの症状を来すような病気の遺伝子なのかも知れません。さらに、遺伝子に特定の変化があっても、何の影響もないことも少なくありません。遺伝子解析技術の進歩は、病気の原因となる新たな遺伝子の発見とともに、現時点ではまだ意味の分からない数々の遺伝子の変化を見出してきています。このような曖昧な情報をどのように検査を受けた人たちに伝えてゆくかも、遺伝子医療部門において大きな課題となっており、新たな遺伝カウンセリングの対象となってきています。

この新しい遺伝子医療の時代にあっても、本書に描かれた臨床遺伝医の物語は貴重な教訓を含む色あせない輝きを持っています。マリオン医師は、米国で初めて遺伝カウンセラー養成を開始したサラ・ローレンス・カレッジでも教鞭をとられています。本書を通じて、臨床遺伝学のみならず、遺伝カウンセリングの実践の現場を垣間見ていただければと思います。

沼部博直

訳者あとがき

著者のロバート・マリオン医師が米国で『Genetic Rounds（ジェネティック・ラウンズ）』を出版されたのは、二〇〇九年秋のことです。そして私がその本に初めて出会ったのは、二〇一〇年春でした。その頃、私は大学院の遺伝カウンセラー養成課程を修了し、秋の認定遺伝カウンセラー資格試験の受験準備を進めている最中でした。遺伝カウンセラーを目指す前は医療機器分野の社内翻訳者として働いていたことから、大学院を修了する時にある先生から「遺伝カウンセラーになっても翻訳は続けた方がいい。インターネットで海外の本を探して、日本で翻訳出版すればいいよ」と勧められました。そうして遺伝や遺伝カウンセリングに関する本を探していた時、偶然マリオン先生の本を見つけたのでした。早速米国から取り寄せて読み始めましたが、そこには私が多くの方に伝えたい遺伝カウンセリングの姿が描かれており、胸がいっぱいになりました。そこで、私は大急ぎでマリオン先生の連絡先を探し、大胆にも直接メールを送ったのです。

《まだ日本での出版の予定がなければ、私に翻訳させていただけませんか？》

数時間後、ニューヨークのマリオン先生から届いたメールには、私が関心を持ったことに対する感謝の言葉と、先生の著作権代理人である女性の連絡先が書かれていました。もちろん私はすぐにその女性に連絡をしました。しかし話を進める中で、彼女から日本の出版社を探してほしいと言われて途方に暮れてしまい、そのまま連絡が途絶えて、四年以上の歳月が流れてしまいました。

二〇一四年九月、私は米国の遺伝カウンセリング学会に参加するため、ルイジアナ州ニューオリンズに来ていました。最終日の夜、日本から一緒に参加していた認定遺伝カウンセラーの先輩二人と夕食を楽しみながら、あれ以来ずっと胸に秘めてきた夢を相談してもいいものかどうか迷っていました。本を翻訳して出版するなんて、非現実的なことを考えているのね、と笑われてしまうかもしれないと心配でしたが、食事も終わりに近づいた時、思い切って打ち明けてみました。これまでの経緯、本の内容、マリオン先生のこと、そして私の想いを。二人の先輩は、すぐにこう言ってくれました。

「素晴らしい！　絶対に翻訳するべきよ。私も読みたい」

その夜、私はマリオン先生にメールを送りました。四年以上も連絡していなかった私に、先生はすぐに返事をくださいました。そして、また著作権代理人の女性と連絡を取り合うことになったのです。でも、この時は前回とは違いました。帰国してすぐに勤務先の所属長に相談すると、遺伝に関する書籍を数多く出版しておられる先生に相談するようアドバイスを受けました。すぐにその先生にご連絡し、直後に開催された東京の学会でお会いしたところ、その日のうちに学会の会場で出版社の方々をご紹介してくださり、翻訳出版へ向けて動き始めることになったのです。今、本書の出版を迎えて思うことは、あのニューオリンズの夜が私にとって重要な分岐点だったということです。あのとき想いを打ち明けていなければ、この翻訳は今でも夢のままだったでしょう。話すか話さないか、たったそれだけのことでこれほど大きく状況が変わるとは、予想もしていませんでした。

　心の中に一人で抱えていることを口に出すのは、その人の性格や状況、事柄の深刻さによって、簡単なこともあれば、非常に難しいこともあります。特に遺伝に関わる不安や悩みの場合、同じような経験を持つ人や、遺伝について正確に理解している人が少ないこともあり、なかなか話す決心がつかないかもしれません。でも難しい問題だからこそ、一人で抱え込むのではなく誰かに相談し、助けや協力を求めてほしいと思います。その相談の場として、日本でも多くの医療機関で臨床遺伝専門医と認定遺伝カウンセラーによる遺伝カウンセリングが提供されていることを、少しでも多くの方に知っていただければと思っています。遺伝は親から子へと姿形や性質が伝わるという非常に身近な現象であるにもかかわらず、理解が難しく、誤解され、間違った思い込みが広まっていることも少なくありません。悩みを整理し、今後について考えるためには、遺伝や病気について正確な情報を得て、正しく理解することが必要です。そのためには、まずは私たちに相談していただければと思います。マリオン先生の言葉にもあるように、私たちはそのためにここにいるのです。

本書をお読みになってお分かりのように、マリオン先生は泣いたり笑ったり、怒ったり後悔したりしながら、医師としても人間としても、目の前の患者や家族に対して真摯に向き合っておられます。本書が遺伝医療という一般になじみのない世界を舞台にしながらも人間味あふれる内容となっているのは、マリオン先生がご自身の完全でない部分を包み隠さず見せてくださっていることが理由の一つではないでしょうか。特に、患者の擁護者になれなかった後悔のストーリーを第一章として本書が始まっていることに、先生の心や人柄がよく現れていると思います。

私が初めてマリオン先生にメールを送った時、大胆な行動ではありましたが、内心は不安でいっぱいでした。地球の裏側から、誰の紹介でもなく突然お願いの連絡をすることも、自己紹介や本を読んだ感動を書きすぎて長文になってしまったことも、失礼だと気分を害されても仕方のないものでした。でも先生はすぐにご返事をくださり、温かい人柄そのままの文面で、私のメールを喜んでくださいました。そしてご返事の最後に「ロバート・マリオン」ではなく、親しみを込めて「ボブ」という愛称で書かれた名前を見たとき、心からホッとして、熱い思いがこみ上げてきたことを思い出します。二〇一五年は翻訳を進める中でたくさんの質問を送りましたが、いつも素早く丁寧に答えてくださいました。その年の秋にはニューヨークで実際にお会いすることもできました。やはり「温かい」という表現がピッタリの、笑顔が素敵な先生でした。

本書を読んで、読者の皆様は様々な感想を持たれていることと思います。どんな病気であっても、実際に経験したり関わりを持ったりしなければ、その病気を持つ患者や家族を取り巻く状況や抱えている気持ちを知ることは難しいものですが、遺伝性疾患は稀な病気であるため、さらに状況が知られていないように思います。第二章「虐待」のように、病気が知られていないことによる悲劇は、ムーア一家だけに起こっていることではありません。第一章「A・Cへの裏切り」のA・C・シェリダンの母親のように、世間の目を避けて暮らす道を選ぶ人も少なくはないでしょう。また、第七章「遺品」では出生前診断の技術がなければ三人の子どもたちがこの世に誕生することはなかったという事実がある一方で、技術の進歩により、誕生を迎えることのない命があるという現実もあります。こういったことも含めて、本書が遺伝について知り、考えていただく機会になればと願っています。

最後になりましたが、京都大学大学院医学研究科社会健康医学系専攻遺伝カウンセラー・コーディネータユニットで私に遺伝の扉を開いてくださった小杉眞司教授はじめ諸先生方、出版翻訳の道を勧めてくださった京都大学大学院医学研究科の小泉昭夫教授、ニューオリンズで背中を押してくださった川崎医療福祉大学の山内泰子准教授と京都大学医学部附属病院遺伝子診療部の村上裕美認定遺伝カウンセラー、私の所属長である鳥取大学の難波栄二教授、出版社を紹介してくださった信州大学医学部の福嶋義光教授、出版にご尽力くださったメディカル・サイエンス・インターナショナルの星山大介様と藤川良子様、京都大学でも私をご指導くださり、本書の監修も快く引き受けてくださった、お茶の水女子大学大学院遺伝カウンセリングコースの沼部博直教授、そして、『Genetic Rounds（ジェネティック・ラウンズ）』を世に送り出し、見ず知らずの私の想いを温かく受け止め翻訳をさせてくださったロバート・マリオン先生に、心より感謝申し上げます。

中川奈保子

参考文献

第一章　A・Cへの裏切り

[1] C. M. Barone, R. Marion, A. Shanske, R. Argamaso, and R. Shprintzen, "Craniofacial, Limb and Abdominal Abnormalities in a Distinct Syndrome : Relation to the Spectrum of Pfeiffer Syndrome, Type 3," *American Journal of Medical Genetics* 45 (1993) : 745

第二章　虐　待

[1] *New England Journal of Medicine* 339 (October 1,1998) : 947–52

第七章　遺　品

[1] S. Lefebvre, L. Burglen, S. Reboullet, O. Clermont, P. Burlet, L. Viollet, B. Benichou, C. Cruaud, P. Millasseau, M. Zeviani, D. Le Paslier, J. Frezal, D. Cohen, J. Weissenbach, A. Munnich, and J. Melki, "Identification and Characterization of a Spinal Muscular Atrophy–Determining Gene," *Cell* 80 (1995) : 155–65

第九章　クリスマス・プレゼント

[1] A. Donnenfeld, letter to the editor, *American Journal of Medical Genetics* 72 (1997) : 123

第十一章　汗水流すこともなく

[1] J. Kere et al., "X-linked Anhidrotic (Hypohidrotic) Ectodermal Dysplasia Is Caused by Mutation in a Novel Transmembrane Protein," *Nature Genetics* 13 (1996) : 409–16

第十二章　アンダーソン氏の秘密

[1] A. B. Marfan, "Un cas de deformation congenitale des quatre membres, plus prononcee aux extremites, caracterisee par l'allongement des os avec un certain degre d'amincissement." *Bulletins et Mémoires de la Société Medicale des Hôpitaux de Paris* 13 (1896) : 220–26

[2] J. Habashi, D. P. Judge, T. M. Holm, R. D. Cohn, B. L. Loeys, et al., "Losartan, an AT1 Antagonist, Prevents Aortic Aneurysm in a Mouse Model of Marfan Syndrome," *Science* 312, no. 5770 (April 2006) : 117–21

第十三章　偶然の巡り合わせ

[1] I. Macalpine and R. Hunter, "The 'Insanity' of King George Ⅲ : A Classic Case of Porphyria" *British Medical Journal* 1 (1966) : 65–71

第十六章　三枚の写真

[1] P. Harmatz, D. Ketteridge, et al., "Direct Comparison of Measures of Endurance, Mobility, and Joint Function During Enzyme-Replacement Therapy of Mucopolysaccharidosis VI [Maroteaux-Lamy syndrome] : Results After 48 Weeks in a Phase 2 Open-Label Clinical Study of Recombinant Human *N*-acetylgalactosamine 4-sulfatase," *Pediatrics* 115, no. 6 (June 2005) : 681–89

写真出典

258、263、269、277ページの写真はAlice Attieによる。Montefiore Medical CenterとArlene Aguirreの許諾を得て掲載。
281ページの写真はJames T. Goodrich, MD, PhDとArlene Aguirreの許諾を得て掲載。
291、297、304ページの写真は、Marcia Galanの許諾を得て掲載。
302、303ページの写真はThe Journal NewsとMarcia Galanの許諾を得て掲載。

【原著者紹介】

ロバート・マリオン（Robert Marion）

医学博士。ニューヨーク市ブロンクス区のアルバート・アインシュタイン医科大学　小児科学・産婦人科学教授。ブロンクス区モンテフィオー医療センターおよびニューヨーク州ヴァルハラのブライスデール小児病院の臨床遺伝学部門長。ベストセラーの“*The Intern Blues*”、“*Learning to Play God : The Coming of Age of a Young Doctor*”をはじめ、6冊の著書がある。

【監修者紹介】

沼部 博直（ぬまべ ひろなお）

臨床遺伝専門医・指導医、小児科専門医、小児神経専門医。医学博士。お茶の水女子大学　基幹研究院自然科学系　教授。遺伝カウンセリングコース／領域で遺伝カウンセラーの養成を行っているほか、東京医科大学病院遺伝子診療センター、京都大学医学部附属病院小児科、東京都立北療育医療センターで遺伝療育外来と遺伝カウンセリングを行っている。

【訳者紹介】

中川 奈保子（なかがわ なおこ）

認定遺伝カウンセラー。鳥取大学医学部附属病院　次世代高度医療推進センター／遺伝子診療科　特命助教。日々の遺伝カウンセリングに加えて、小学生を対象として開発した教材を用いた遺伝教育に取り組んでいる。また一般の方には、家系図の作成を通して家族と命のつながりを理解し、遺伝に対する親しみを深めてもらう活動を行っている。

ジェネティック・ラウンズ

臨床遺伝医が出会った16のストーリー

定価：本体 2,600 円＋税

2016 年 3 月 24 日発行　第 1 版第 1 刷©

著　者　ロバート・マリオン

監修者　沼部《ぬまべ》　博直《ひろなお》

訳　者　中川《なかがわ》　奈保子《なおこ》

発行者　株式会社　メディカル・サイエンス・インターナショナル
代表取締役　若松　博
東京都文京区本郷 1-28-36
郵便番号 113-0033　電話 (03)5804-6050

印刷：三美印刷／装丁：ソルティフロッグ デザインスタジオ（サトウヒロシ）

ISBN 978-4-89592-843-4　C 3047